瑜伽功效透視圖典

扎瓦哈·沙 著

商務印書館

本書全球中文版經由原出版社印度 Vakils, Feffer & Simons Pvt.Ltd. 授權
本公司出版發行。

瑜伽功效透視圖典

著　　者：扎瓦哈·沙 (Dr. J.T. Shah)
譯　　者：王 蕾
責任編輯：蘇 榮
封面設計：張 毅
出　　版：商務印書館 (香港) 有限公司
　　　　　香港筲箕灣耀興道3號東滙廣場8樓
　　　　　http://www.commercialpress.com.hk
發行公司：香港聯合書刊物流有限公司
　　　　　香港新界大埔汀麗路 36 號中華商務印刷大廈 3 字樓
印　　刷：美雅印刷製本有限公司
　　　　　九龍觀塘榮業街 6 號海濱工業大廈 4 樓 A
版　　次：2015 年 6 月第 5 次印刷
　　　　　©2005 商務印書館 (香港) 有限公司
　　　　　ISBN 978 962 07 3167 9
　　　　　Printed in Hong Kong

衷心感謝

瑜伽大師愛因戈

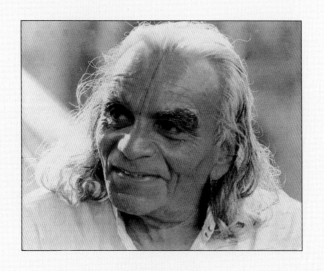

以及

吉坦大師 與 布拉坦斯大師

對本書的指導與祝福

獻給

帕坦哲里大師

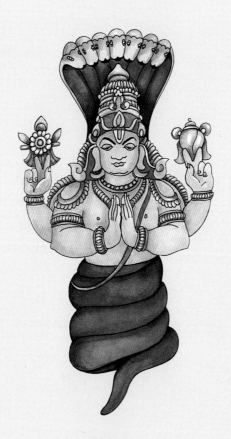

瑜伽之父

序

　　隨着健康意識增強，今天世界各國的人都積極追求健康的身體和愉快的心情。

　　大家明白到，藥物不能帶來充沛的精力與沉着自信的心態，於是轉向藥物以外的途徑，尋求健康和快樂。

　　選擇用最自然的方法尋求健康與快樂，瑜伽於是成為焦點。瑜伽可保持身體清爽及頭腦清晰，為生活增添快樂。它的治療功效為它在醫學界贏得一席之地。

　　特別值得一提的是，透過瑜伽漸進的練習方法，即瑜伽動作、呼吸練習以及靜坐，可以培養健康的思想，良好的社會關係，健康的生理功能及思維方式。

　　我很高興我的學生扎瓦哈·沙醫生通過此書，運用基本的瑜伽動作及呼吸練習，簡明地向大家介紹瑜伽治療法，說明如何運用瑜伽，保持身心健康愉快。如果我們能夠根據自身的狀況，適當調整瑜伽動作及呼吸的練習方式，從而探索自己深不可測的身心功能，便會發現身心功能可以融會貫通，自然地處於最佳狀態。扎瓦哈·沙醫生更別出心裁，運用顏色圖示，表示器官、內分泌腺體、肌肉及關節等位置，方便練習者選擇適合自己的動作，從而達致身體各系統的平衡協調。

　　我衷心祝願作者介紹的瑜伽治療法，能造福所有讀者。

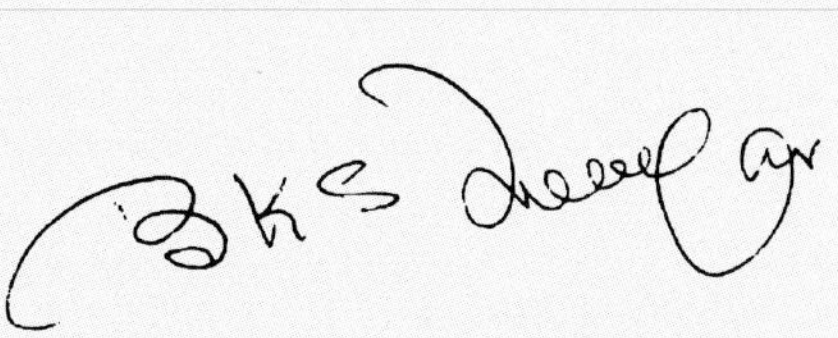

B.K.S. Iyengar
瑜伽大師愛因戈

目 錄

前　言

今天，越來越多人公認健康與快樂密不可分。然而，令人費解的是，健康意識增強了，壓力與疾病卻不斷增加。因此，人們逐漸把視線由西方醫學轉向印度的瑜伽，以探索新的健康方案。

現今瑜伽在其起源地，正受到前所未有的推崇，大家都認為它已經超越了純粹"鍛練身體"的層次。不論是年青人、健康的人士、不太年青和不太健康的人士，甚至病人及醫生都承認，了解瑜伽的功效，可以更好地發揮思想和身體的功能。本書主要向大家介紹瑜伽藝術，以及其對病症的治療功效，藉此幫助您的思想與身體更健康，這是我著本書的初衷。值得一提的是，瑜伽的最終目的是了解生命的意義，醫學功效只是其附加功能。

本書建議在針對病症重點選擇適當瑜伽動作的同時，亦應練習其他動作，使身體各系統均衡受益。針對個人需要特選的動作，宜比其他動作練習得更多，動作保持時間更長。要取得良好的效益，最重要的是將呼吸與注意力完全融於動作之中。

呼吸練習是控制呼吸。由於呼吸與血液中的氧氣有關，因此呼吸練習可深入影響到細胞層面，從而改善人體各系統功能。

靜坐是控制思想波動的手段，能使情緒平和，從而穩定和平衡身體的其他系統。

瑜伽，特別是動作練習、呼吸練習及靜坐，是防止及治療疾病、改善健康狀況的一種重要途徑。

本書介紹瑜伽動作的基本步驟，是從師練習的輔助資料。書中通過彩色示意圖幫助讀者了解不同動作，及認識該動作對人體各部器官及情緒的效益。圖中的顏色圖示，讓讀者看到每個動作所影響到的器官與內分泌系統，從而幫助讀者因應個人問題或病症設計合適的瑜伽療程。我相信這種顏色圖示的運用，將使瑜伽更有魅力和更有趣，得到更多正在尋求藥物以外的治療法的人士歡迎。面對健康領域和醫療專業上的挑戰，我們需要以全新和整全的角度檢視瑜伽這一治療法，為病人乃至人類帶來身心平衡。

我極力建議依賴藥物者控制用藥量，以瑜伽治療法取代藥物。瑜伽將會使您以年輕的身體，警覺的頭腦及平靜輕鬆的心情享受更長的生命。

扎瓦哈·沙醫生

一般注意事項

一、身體條件與練習環境

1. 最適宜在空腹時練習：最好是早餐前；其他時間應為小餐後兩小時；正餐後四小時。

2. 在長時間練習之後，待十五分鐘可少許進食，半小時後才可進餐。

3. 建議每天在固定時間練習，最少練習半小時。

4. 衣着應輕鬆舒適。

5. 赤腳練習。

6. 練習環境應溫度適中，安靜、乾淨、通風良好。

7. 練習前除去眼鏡及隱形眼鏡。

8. 練習前先上廁所。

9. 女性在月經期內停止練習。

二、練習的相關事項

1. 練習前做五分鐘熱身運動，放鬆關節及身體。

2. 練習順序應為：站立動作、坐立動作、躺臥動作及倒立動作、背後彎動作、扭轉動作、前彎動作。每次練習以平躺在地上全身放鬆休息（"屍體式"）五分鐘結束。本書中的動作按上述順序編排，選擇需要練習的動作後，您只需要按該等動作在書中出現的先後順序練習即可。每組動作應按先易後難的原則練習。每個難度段應練習幾週或幾個月。然而，上述順序可在專業瑜伽老師的指導下按個人的需要、練習經驗、體力及精神條件靈活安排。

3. 所有伸展、下彎及扭轉動作在做完一側後，應以同樣方式做另一側，以使身體得以平衡鍛練。

4. 充分理解每個動作，練習應緩慢、流暢。練習時，應完全集中精力，並意識到動作所鍛練的身體部分。

5. 開始每個動作、保持姿式及完成動作過程中注意呼吸。

6. 做身體前彎動作時(胸及腹部受到壓力時)呼氣,做身體後彎動作時(胸及腹部伸展時)吸氣。呼吸與開始及完成動作應和協進行。保持姿式時正常呼吸,並將注意力集中在呼吸上。

7. 在體力及精神允許的情況下保持某一姿式時間越長,受益越大。每一動作的長短,亦由練習時間及動作數量而定。

8. 所有上身前彎動作,若頭部放鬆於支撐物上,有助於減除壓力。

9. 完成動作應按開始動作的相反順序進行。

10. 需了解自己身心的不足,不要強迫自己達到姿式的最終要求。

11. 在集體練習時勿起與他人競爭的念頭。

三、有關個人病患的事項

1. 若有任何病症,應在開始練習瑜伽之前諮詢醫生及告知瑜伽老師。

2. 若有嚴重的心臟動脈、呼吸、骨科等系統病症,應在有經驗的瑜伽老師指導下,適當調整瑜伽姿式或呼吸練習方式。

3. 患有高度近視、高血壓、青光眼、視網膜脫落、耳出膿及頸椎炎人士,必須避免做倒立動作。在學習倒立姿式時,應先學肩倒立,後學頭倒立。練習時,應先做頭倒立,後做肩倒立。

4. 患頸椎炎的人學習倒立姿式時,應在有經驗的瑜伽老師指導下,借用輔助物練習。

5. 練習前及練習後十五分鐘熱浴,有助緩解嚴重的關節炎。一般來說,經常認真練習三個月後,可見成效,六個月後見效更大。

6. 呼吸練習應在早晨,或至少在動作練習前的一小時進行。患心臟病或肺病者,或有失眠症、記憶力及注意力差者,不宜做暫停式呼吸練習。

7. 靜坐應在早上起床的一刻,或在呼吸練習前的半小時,或睡覺前進行。

彩圖示意説明

本書用不同顏色的圖示，表示各瑜伽姿式有益於身體那個系統、器官及組織。

● 心臟動脈系統

● 內分泌腺，再細分為：
- 腎上腺
- 性腺　（卵巢及睪丸）
- 胰島
- 腦下垂體
- 松果腺
- 甲狀腺、副甲狀腺
- 胸腺

● 脂肪

● 關節

● 肌肉

● 神經系統及大腦

● 器官，再細分為：
- 腹部器官
- 腎
- 盆腔器官
- 耳
- 肺
- 聲帶及喉嚨
- 心臟
- 舌

● 脊椎

如何使用本書

一、圖例説明

1. 本書採用顏色圖示幫助讀者根據個人需要及不同病症設計瑜伽鍛練計劃。

2. 在每個瑜伽動作示範圖的右上角，以不同顏色的圓圈表示該動作對身體組織、器官及系統的益處。圓圈的大小表示有益的程度，即最大的圓圈表示該動作對此系統最有益，較小的圓圈表示益處相對較小，例如：

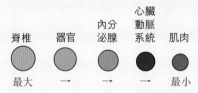

以上顏色圖示，説明該動作對脊椎、器官、內分泌腺、心臟動脈系統及肌肉都有益處。其中對脊椎最為有益，對肌肉的益處相對較小。

3. 從某動作受益最大的器官，用綠圈表示，並特別標示器官名稱，例如：

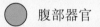 腹部器官　 盆腔器官　 肺部　 聲帶

4. 動作圖示中並列的棕色及深藍色線 表示肌肉放鬆。

5. 本書將瑜伽動作分為三種難度，以 ★ 表示：

★　　— 低難度動作

★★　— 中等難度動作

★★★ — 較高難度動作

上述難度分類，在動作示範圖右上角顯示。

二、使用説明

1.a 根據您希望強健的身體部位或希望治癒的病結處，按照每頁動作示範圖右上角的顏色圖示，選擇適當的瑜伽動作。

或

1.b 從顏色圖示及後頁的分類表格中，選擇對某一身體系統或病症有效的瑜伽動作。

2. 選定動作之後，必須將每組動作中的"低難度動作"做過幾週或幾個月之後，才可以做"中等難度動作"。由"中等難度動作"進展到"較高難度動作"，亦應保持相似進度。

3. 遵照"一般注意事項"的建議。

4. 按照圖示鄰頁的"主要步驟"項做每個動作，並閱讀"益處"及"療效"。

受益於瑜伽姿式的各系統

	顏色圖示	主要姿式及呼吸方式參見頁數
呼吸系統	●	12, 32, 34, 44, 46, 60, 66, 70, 74, 96, 98
心臟動脈系統	●	10, 30, 42, 52, 54, 56, 64, 94, 98
腸胃系統	●	18, 24, 26, 42, 48, 66, 70, 82, 86, 88, 90, 92
泌尿生殖系統	●	22, 24, 28, 36, 54, 60, 62, 68, 70, 92
骨骼系統：		
脊椎	●	62, 66, 68, 70, 74, 78, 82, 86, 88, 90
關節	●	16, 22, 32, 34, 38, 40, 50, 76, 82, 84
內分泌腺	●	26, 48, 52, 54, 56, 64, 68, 74, 88, 92
平衡系統	●	2, 16, 20, 30, 38, 40, 58
肌肉系統 (增加爆發力)	●	4, 6, 8, 14, 16, 20, 30, 38, 40, 54
發音系統 (聲音)	●	12, 18, 34, 48, 52, 66, 72, 74, 82
神經系統及大腦 (減少壓力)	●	42, 44, 46, 50, 56, 94, 96, 98, 100

身體器官與內分泌腺

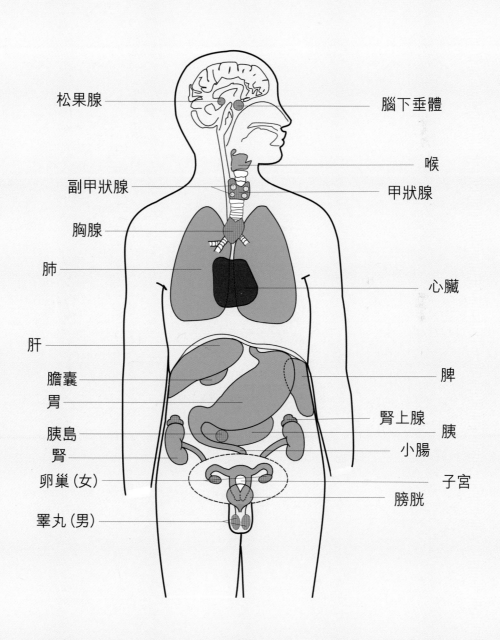

松果腺　　　　　　　　　　　　　　　　　　腦下垂體

　　　　　　　　　　　　　　　　　　　　　喉

副甲狀腺　　　　　　　　　　　　　　　　　甲狀腺

胸腺

肺　　　　　　　　　　　　　　　　　　　　心臟

肝

膽囊　　　　　　　　　　　　　　　　　　　脾

胃

胰島　　　　　　　　　　　　　　　腎上腺　　胰

腎　　　　　　　　　　　　　　　　　小腸

卵巢(女)　　　　　　　　　　　　　　　　　子宮

　　　　　　　　　　　　　　　　　　膀胱

睪丸(男)

瑜伽動作及其治療功能

病症及症狀	主要動作、呼吸及靜坐練習	顏色圖示、重要動作及呼吸練習的參見頁數
關節炎、背痛及脊椎炎	背後彎、扭轉、減壓動作	16, 42, 44, 50, 66, 68, 70, 74, 76, 78
哮喘、支氣管炎、慢性肺病、慢性習慣性咳嗽及感冒	背後彎、前彎、減壓動作、肺腔呼吸及鼻腔互換式呼吸 (中途不要屏住呼吸)	42, 44, 54, 66, 70, 78, 88, 90, 92, 96, 98
高血壓	前彎動作 (將頭放於支撐物上) 減壓動作，鼻腔互換式呼吸 (中途不要屏住呼吸) 及靜坐	26, 42, 88, 94, 98, 100, 102
低血壓	前彎、背後彎、倒立、鼻腔互換式呼吸 (中途不要屏住呼吸)	10, 18, 52, 54, 56, 64, 66, 70, 74, 76, 78
腦部不適：失眠、偏頭痛、注意力難以集中及記憶力差	倒立、減壓動作、肺腔及鼻腔互換式呼吸 (中途不要屏住呼吸) 及靜坐	10, 42, 52, 54, 56, 64, 94, 98, 100
糖尿病	前彎、背後彎、扭轉、減壓動作	26, 44, 48, 62, 66, 82, 88, 90, 98

病症及症狀	主要動作、呼吸及靜坐練習	顏色圖示、重要動作及呼吸練習的參見頁數
消化不良、便秘、胃潰瘍	前彎、減壓動作、肺腔及鼻腔互換式呼吸	⬤⬤ 24, 26, 42, 44, 48, 58, 88, 90, 92, 94, 96, 98
胃酸過多	前彎 (將頭放於支撐物上) 及減壓動作	⬤⬤ 24, 26, 42, 46, 50, 88, 90, 94, 98, 102
月經失調、經痛	前彎、減壓動作、肺腔及鼻腔互換式呼吸 月經期間應停止練習	⬤⬤ 22, 24, 26, 42, 44, 50, 56, 88, 90
肥胖症	站立動作、前彎、背後彎、扭轉	⬤ 16, 32, 36, 48, 58, 78, 80, 82, 86
壓力引起的病症：胃潰瘍、潰瘍性結腸炎、哮喘、心絞痛、心率不齊、糖尿病、偏頭痛	減壓動作、鼻腔互換式呼吸 (中途不要屏住呼吸) 及靜坐	⬤ 42, 44, 46, 50, 88, 94, 98, 100
聲音失常：發音器官功能失常	前彎、背後彎、倒立及減壓動作 肺腔及鼻腔互換式呼吸，靜坐	⬤⬤⬤ 12, 18, 34, 52, 66, 70, 74, 94, 96, 98, 100

山　式

Mountain Pose

站立動作

治療位置及強度

脊椎　肌肉　脂肪　關節　器官

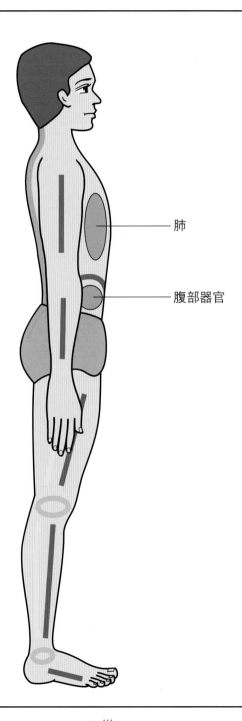

肺

腹部器官

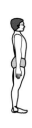

TĀDĀSANA
ताडासन

主要步驟

兩腳合攏，直立；
兩臂、兩腿及後背伸直；
挺胸、收腹、兩肩外展；
保持上述姿式，正常呼吸。

益處

伸展脊椎。
增強腹部及四肢肌肉。
舒展雙肩及胸部。
減少大腿及腹部脂肪。
增強下肢關節的力量。
強健小腹器官。

療效

脊椎不直。
錯誤站姿。
腿部肌肉、關節無力。
大腿、腹部肥胖。
溜肩。
小腹器官鬆弛。
窄胸。

1

樹　式

Tree Pose

站立動作

 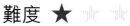

治療位置及強度

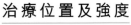

脊椎　器官　肌肉　關節　脂肪

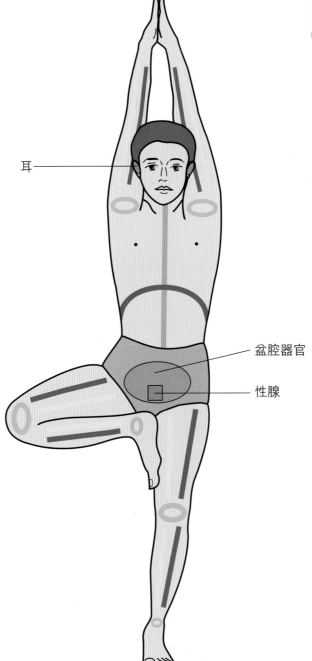

耳

盆腔器官

性腺

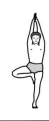

VṚKṢĀSANA

वृक्षासन

主要步驟

站立呈山式；
曲右腿，將右腳掌置於左大腿內側，位置越高越好，右腳趾向下；
左腿豎直；
保持平衡，雙掌合攏於胸前呈祈禱式；
吸氣，將雙手舉過頭頂，掌心相對；
保持平衡，正常呼吸；
呼氣，放鬆右腿，恢復山式。

益處

伸展脊椎。
加強內耳及雙眼功能。
加強身體平衡功能。
收緊腿部肌肉。
強化膝關節組織及放鬆臀部關節。
強健肩關節。

療效

脊椎不直。
輕微眩暈。
腿、肩無力。
手、腳關節炎。

力量式

Powerful Pose

難度 ★

治療位置及強度

| 肌肉 | 脊椎 | 關節 | 脂肪 | 器官 |

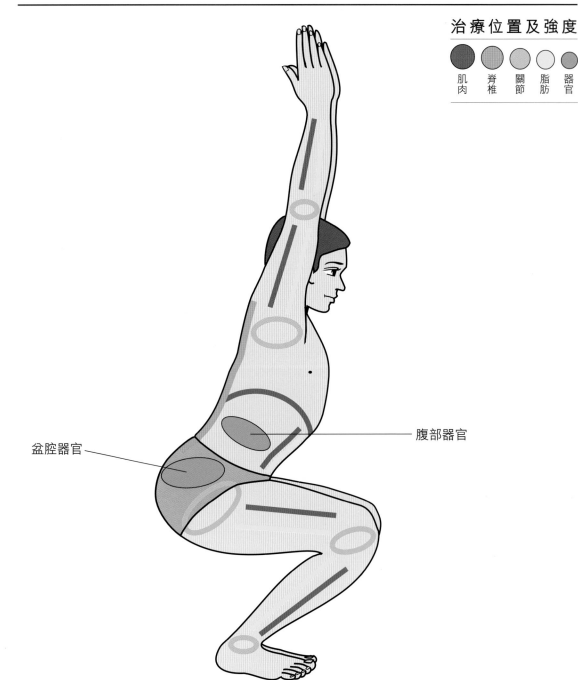

盆腔器官

腹部器官

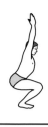

UTKAṬĀSANA

उत्कटासन

主要步驟

站立呈山式；

吸氣，向上伸直雙臂，掌心相對；

呼氣，曲膝，下蹲至兩大腿平行於地面；

保持後背挺直，胸部盡量平展，雙腳穩立於地面；

保持該姿式，正常呼吸；

吸氣，直立雙膝呈站立式；

呼氣，放下雙臂，恢復山式。

益處

增強四肢、腹部及肺部功能。

強健腳及腳趾。

促進脊椎良好發展。

強健踝、膝、臀及肩關節。

減少大腿及小腿脂肪。

按摩盆腔器官。

增強爆發力。

療效

腿及腹部肌肉無力。

脊椎無力。

關節炎。

肥胖症。

泌尿生殖系統 (膀胱、子宮、卵巢、睪丸及前列腺) 不適。

武 士 II

Virbhadra's Pose II

站立動作

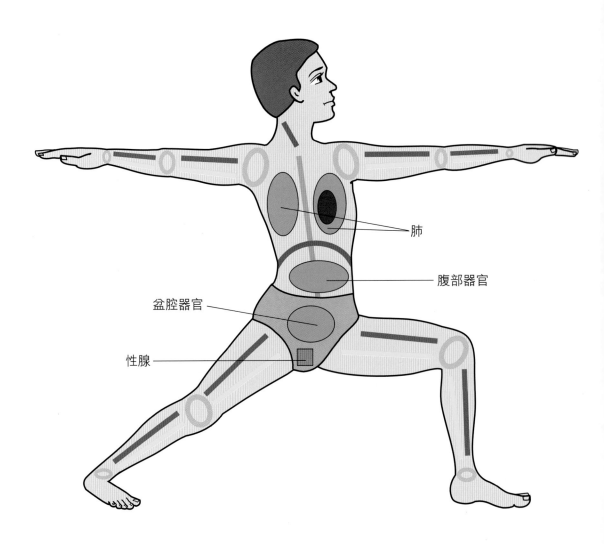

肺

腹部器官

盆腔器官

性腺

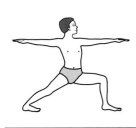

VĪRABHADRĀSANA-II
वीरभद्रासन

主要步驟

站立呈山式；
吸氣，跳躍至雙腳分開4英尺，雙臂展開與地面平行；
左腳向外轉90°，右腳向內轉30°；
曲左膝至90°，腰部隨之垂直下降，腹部面向前方；
頭向左轉，雙目凝視左手指；
保持該姿式，正常呼吸；
吸氣，按相反順序恢復至起始姿式；
重覆上述步驟做另外一側。

益處

強健小腿、大腿、腹部及頸部肌肉。
收緊小腹及盆腔器官。
減除所有關節僵硬。
減少手臂及大腿脂肪。
伸展及強健脊椎。
增強爆發力。

療效

四肢無力。
腹部、盆腔器官不適。
關節炎。
手臂、大腿、腹部肥胖。
脊椎僵硬。

舒展三角式

Extended Triangle Pose

站立動作

治療位置及強度

器官　脊椎　肌肉　關節　脂肪

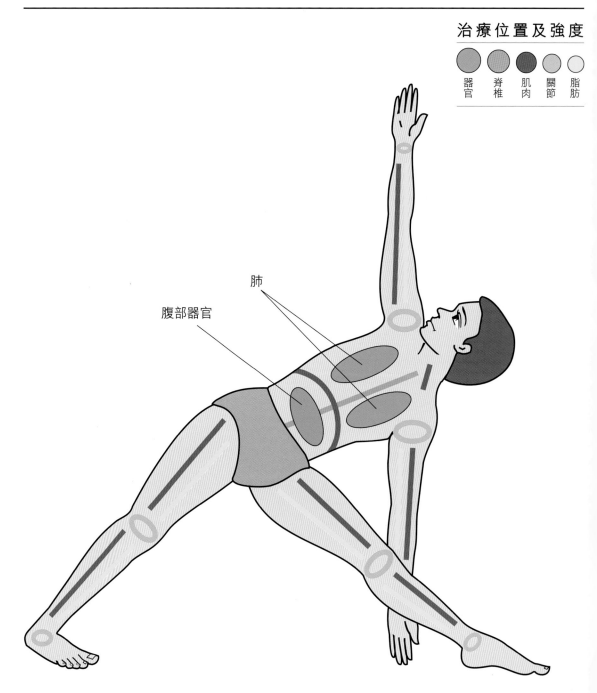

肺

腹部器官

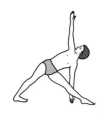

UTTHITA TRIKOṆĀSANA
उत्थित त्रिकोणासन

主要步驟

站立呈山式；
吸氣，跳躍至雙腳分開3英尺；
伸展雙臂至平衡於地面；
左腳向外轉90°，右腳向內轉30°；
呼氣，上身曲向左側至左手放於地面近左腳跟後側；
向上伸展右臂與右肩呈一直線；
目視右手姆指；
保持該姿式，正常呼吸；
吸氣，按相反順序恢復至起始姿式；
重覆上述步驟做另外一側。

益處

收緊腹部器官及呼吸器官。
強化脊椎及頸部。
收緊胸部兩側、腹部及腿部肌肉。
強化踝、膝、肩關節。
減少腰和大腿的脂肪。
增強爆發力及身體平衡力。

療效

腸胃器官(腎、肝、脾、腸)失調。
呼吸系統失調：慢性支氣管炎及哮喘。
背痛及脊椎炎。
腿無力。
踝、膝關節軟弱。
腰和大腿偏肥。

脊椎伸展式
Spine Stretching Pose

站立動作

難度 ★ ★

治療位置及強度

脊椎　心臟動脈系統　器官　神經系統及大腦　內分泌腺

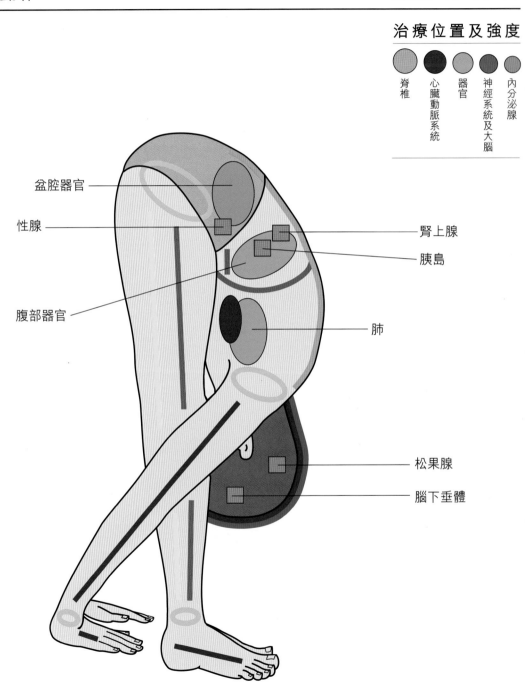

盆腔器官

性腺

腹部器官

腎上腺

胰島

肺

松果腺

腦下垂體

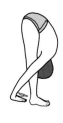

UTTĀNĀSANA

उत्तानासन

主要步驟

站立呈山式；

吸氣，向上垂直伸展雙臂，手掌向前；

呼氣，上身、雙臂先向前再向下，雙手垂至地面或手掌置於地面；

呼氣，使上身更貼近腿部，頭部自然下垂、前額貼近小腿；

雙腿保持垂直於地面，頸部完全放鬆；

保持該姿式，正常呼吸；

吸氣，恢復至山式。

益處

伸展脊椎。

促進血液循環至頭部及頸部。

促進血液循環至視床下部、腦垂體、甲狀腺、副甲狀腺及胸腺。

按摩腹部及盆腔器官。

舒緩神經系統，穩定情緒。

強健性腺。

放鬆臀部及肩部關節。

強健大腿及小腿，並減少該等部位的脂肪。

療效

脊椎僵硬。

腦體疲勞。

頭暈及低血壓。

腸胃系統(胃、腸、肝、膽囊、脾及胰臟)不適。

泌尿生殖系統(膀胱、子宮及前列腺)不適。

副甲狀腺失調。

憂慮病、失眠及精力不集中。

臀及肩關節僵硬。

瑜伽倒立姿式的準備姿式。

武 士 I

Virbhadra's Pose I

站立動作

難度 ★ ★ ☆

治療位置及強度

脊椎	器官	肌肉	關節	脂肪

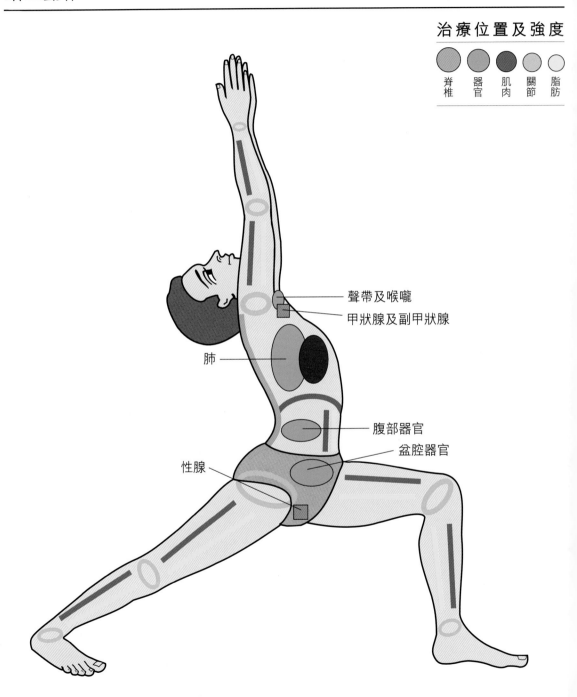

聲帶及喉嚨

甲狀腺及副甲狀腺

肺

腹部器官

盆腔器官

性腺

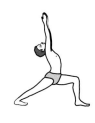

VĪRABHADRĀSANA-I

वीरभद्रासन

主要步驟

站立呈山式；

吸氣，跳躍至兩腳分開4英尺，展開雙臂與地面平衡；

吸氣，向上伸展雙臂，掌心相對；

呼氣，左腳向外轉90°，右腳向內轉30°；上身與腹部轉向左；

呼氣，曲左膝至90°，伸展頸部，頭仰視；

右腿完全伸直，右腳外側及腳跟與地面接觸；

保持該姿式，正常呼吸；

呼氣，按相反順序恢復至起始姿式；

重覆上述步驟做另外一側。

益處

強健脊椎。

強健聲帶、胸、腹及盆腔器官。

強健腿部肌肉及增強爆發力。

強健所有關節。

減少腰部脂肪。

刺激甲狀腺。

療效

頸椎炎。

聲帶不適。

哮喘及支氣管炎。

消化系統及盆腔器官不適。

月經失調。

腿部無力。

關節炎。

溜肩。

腰、肩、腿肥胖。

甲狀腺類病症。

伸展斜三角式

Extended Lateral Angle Pose

站立動作

治療位置及強度

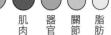

脊椎　肌肉　器官　關節　脂肪

肺

腹部器官

盆腔器官

性腺

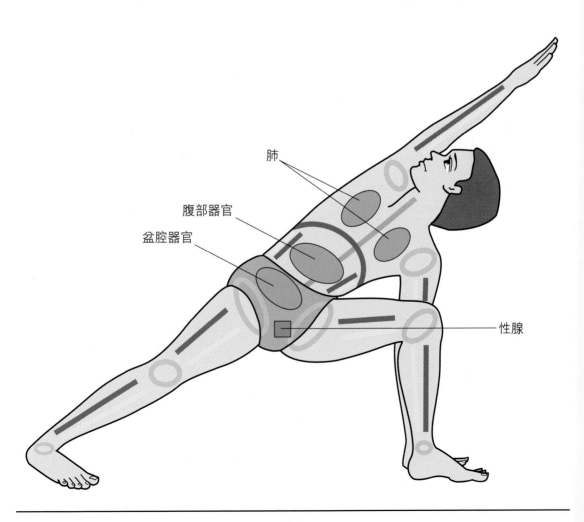

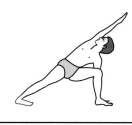

UTTHITA PĀRŚVAKOṆĀSANA

उत्थित पार्श्वकोणासन

主要步驟

站立呈山式；

吸氣，跳躍至兩腳分開4英尺，展開雙臂與地面平衡；

左腳向外轉90°，右腳向內轉30°；

曲左膝至90°，上身隨之垂直下降；

左手置於地面近左腳後跟，左腋與左膝接觸；

右手伸展過頭，掌心向下；

仰視，凝視上方一點以幫助集中精力；

保持該姿式，正常呼吸；

吸氣，按相反順序恢復至起始姿式；

重覆上述步驟做另外一側。

益處

伸展及強健脊椎。

強健胸兩側肌肉及腰兩側肌肉。

強健頸部肌肉。

強健心臟、腹部器官及性腺。

強健四肢所有關節。

減少腰、手臂及腿部脂肪。

增強爆發力。

療效

脊椎炎。

四肢無力。

關節炎。

腹、手臂及肩部肥胖。

腸胃、呼吸及生殖系統失調。

身體無力。

鷹　式

Eagle Pose

站立動作

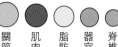

治療位置及強度

關　肌　脂　器　脊
節　肉　肪　官　椎

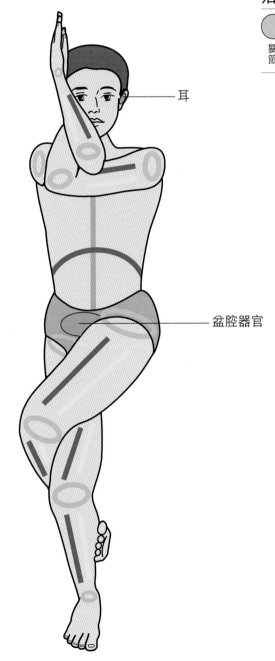

耳

盆腔器官

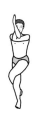

GARUḌĀSANA
गरुडासन

主要步驟

站立呈山式；

右膝微曲，左大腿置於右大腿之上；

左小腿纏繞右小腿，使左腳姆指鈎往右小腿內側；

兩臂肘關節交叉，右臂在上，左前臂扭轉向右，使兩掌近乎相對；

抬高雙臂與兩肩平，背部保持豎直；

盡量伸直右膝；

保持該姿式，正常呼吸；

呼氣，按相反順序恢復至起始姿式；

重覆上述步驟做另外一側。

益 處

放鬆四肢關節。

收緊、強壯四肢肌肉。

減少手指、小腿及大腿脂肪。

增強身體平衡力。

伸展脊椎。

療 效

手、腳關節僵硬。

腿、手臂無力。

雙臂、大腿、小腿肥胖。

輕微頭暈。

脊椎僵硬。

側面舒展式

Side Stretching Pose

站立動作

難度 ★ ★ ★

治療位置及強度

脊椎　器官　關節　內分泌腺　心臟動脈系統

盆腔器官　　腹部器官

腎上腺

胰島

性腺

甲狀腺、
副甲狀腺

聲帶及喉嚨

松果腺

腦下垂體

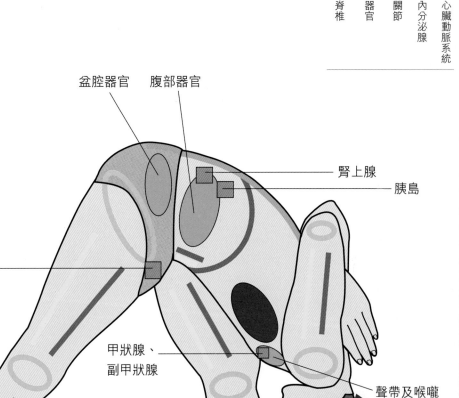

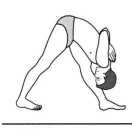

PĀRŚVOTTĀNĀSANA
पार्श्वोत्तानासन

主要步驟

站立呈山式；

雙掌於背後合於祈禱式，手指向上；

雙掌介於兩肩夾骨之間，盡可能向上抬；

吸氣，跳躍至雙腳分開至4英尺；

呼氣，左腳向外轉90°，右腳向內轉70°，上身轉向左；

呼氣，上身向前伸展、再向下，使前額貼近左膝；

盡量抬高兩肘使兩掌合攏，脊椎進一步向前下舒展；

保持該姿式，正常呼吸；

吸氣，按相反順序恢復至起始姿式；

重覆上述步驟做另外一側。

益處

強健脊椎。

按摩腹部器官。

強健喉部、頸部。

強壯所有關節。

增強血液循環至大腦、頭、頸及位於頭及頸部的內分泌腺。

減少大腿及腹部脂肪。

療效

脊椎僵硬。

肝、脾、腸器官不適。

聲音失常。

關節僵硬。

糖尿病及甲狀腺失調。

精神及體力不支。

大腿及腹部肥胖。

偏頭痛及失眠。

武 士 III
Virbhadra's Pose III

站立動作

治療位置及強度

| 脊椎 | 肌肉 | 關節 | 器官 | 脂肪 |

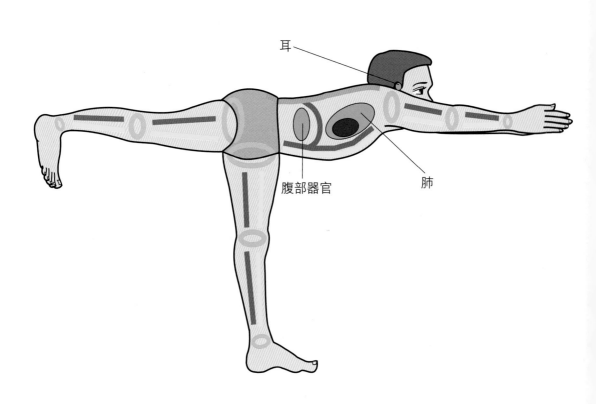

耳

腹部器官

肺

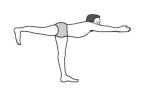

VĪRABHADRĀSANA-III
वीरभद्रासन

主要步驟

站立呈山式；

吸氣，跳躍至雙腳分開4英尺，舉起雙臂，雙掌合攏；

呼氣，左腳向外轉90°，右腳向內轉70°，上身轉向左；

呼氣，曲左膝90°，呈武士I (見第13頁)；

呼氣，曲雙臂，胸向前貼近左大腿；

呼氣，抬起右腿，同時伸直左腿，使上身、雙臂及右腿與地面平衡；

全身平衡於直立的左腿上，伸展頸部，雙眼凝視前方；

保持該姿式，正常呼吸；

呼氣，按相反順序恢復至起始姿式；

重覆上述步驟做另外一側。

益處

強健脊椎。

強健雙腿，減少大腿、小腿及雙臂肥胖。

增強頸部、腹部及背部肌肉。

放鬆肩關節及臀關節。

強健腹部器官。

增強身體平衡力、儀態優美感及注意力集中度。

強健內耳及雙眼。

療效

脊椎炎及背痛。

腿部無力。

腹部、背部肌肉虛弱。

手趾、腳趾關節炎。

胃部不適。

輕微頭暈。

大腿、小腿、雙臂肥胖。

眼、耳部功能弱。

鞋匠式

Cobbler's Pose

坐立動作

治療位置及強度

器官　關節　脊椎　神經系統及大腦　內分泌腺

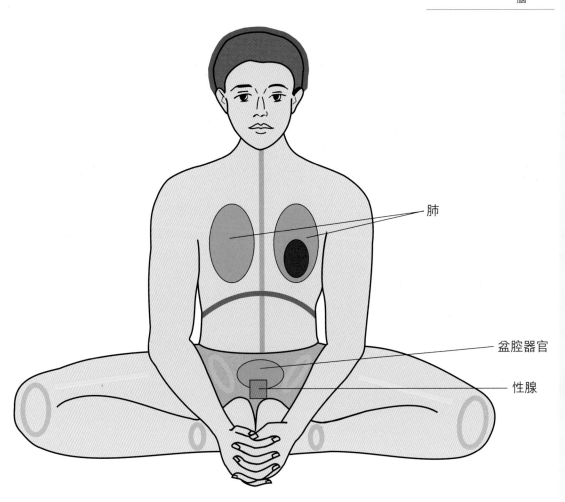

肺

盆腔器官

性腺

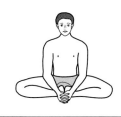

BADDHA KOṆĀSANA

बद्ध कोणासन

主要步驟

坐立，背部豎直，雙腿向前伸直；

呼氣，曲膝並將兩腳跟併攏，近於臀部；

呼氣，雙膝自然向外垂向兩側，兩腳掌及兩腳跟相貼；

雙手捉住雙腳，肘與前臂協助向下壓大腿內側，使兩大腿外側貼近地面；

豎直背部，雙眼放鬆向前望；

保持該姿式，正常呼吸；

呼氣，放鬆恢復至起始姿式。

益處

緩和盆腔充血及有助盆腔內器官健康；

放鬆膝關節及臀關節。

矯正脊椎，使其變直。

放鬆神經及情緒。

有助性腺健康。

療效

泌尿生殖系統(前列腺、卵巢、男性生殖器及腎部)疾病。

月經失調。

膝、臀部關節炎。

坐骨神經及背痛。

性器官疾病。

是蓮花式的準備動作(見第29頁)。

英雄式

Hero's Pose

坐立動作

治療位置及強度

脊椎　器官　關節　神經系統及大腦　內分泌腺

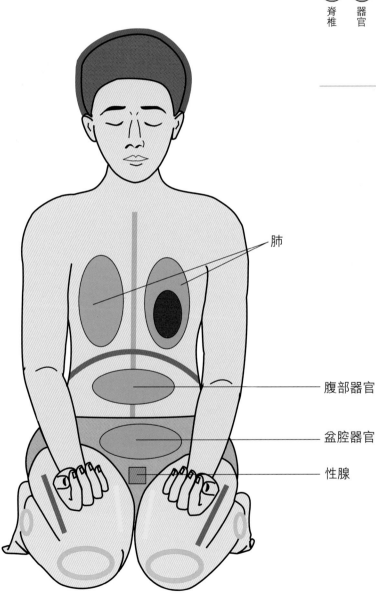

肺

腹部器官

盆腔器官

性腺

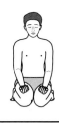

VĪRĀSANA
वीरासन

坐立動作

主要步驟

背部豎直，跪於地面；

向下坐於兩腳之間，腳趾向後；

保持背部豎直，兩手置於膝上，掌心向上；

食指與姆指兩接呈環狀；

保持該姿式，正常呼吸；

身體向前，放鬆呈前俯英雄式 (見第27頁)。

益處

強健脊椎。

強健胃部，幫助消化。

按摩盆腔器官。

增強腳趾、踝部及膝部靈活度。

增強腳掌弧度。

清靜頭腦。

強健性腺。

減少大腿、小腿脂肪。

療效

脊椎無力。

消化器官不適、消化不良。

泌尿生殖系統 (前列腺、子宮、睪丸及卵巢) 失調。

腳趾、踝、膝部僵硬。

平足。

焦慮、緊張。

痛經。

大、小腿肥胖。

前俯英雄式

Face Down Hero's Pose

坐立動作

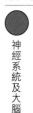

治療位置及強度

● 神經系統及大腦
● 內分泌腺
● 器官
● 心臟動脈系統
● 關節

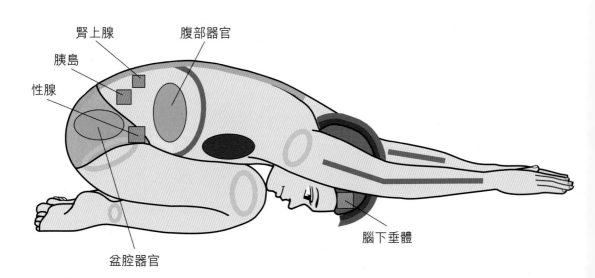

腎上腺

胰島

性腺

腹部器官

盆腔器官

腦下垂體

26

ADHO MUKHA VĪRĀSANA

अधो मुख वीरासन

主要步驟

坐立呈英雄式；

雙膝略微分開，上身前俯，前胸於兩膝之間，前額放鬆置於地面；

兩臂前伸，放鬆於地面；

保持上述姿式，正常呼吸；

吸氣，恢復至起始姿式。

益處

穩定情緒。

消除身體和精神疲勞。

強健腎上腺及胰島腺。

強健腹部器官。

加強血液循環至大腦、頭及頸部。

放鬆踝、膝、臀及肩關節。

減輕脊椎僵硬症狀。

療效

由壓力引起的哮喘、糖尿病、精神緊張等症狀。

一般身體、精神疲勞。

內分泌系統(胰島、腎上腺及性腺)失調。

膀胱、腎、子宮、卵巢、睪丸及生殖器官功能失調。

月經失調。

膝、臀、踝關節僵硬。

脊椎僵硬。

蓮花式

Lotus Pose

坐立動作

治療位置及強度

脊椎　神經系統及大腦　器官　心臟動脈系統　內分泌腺

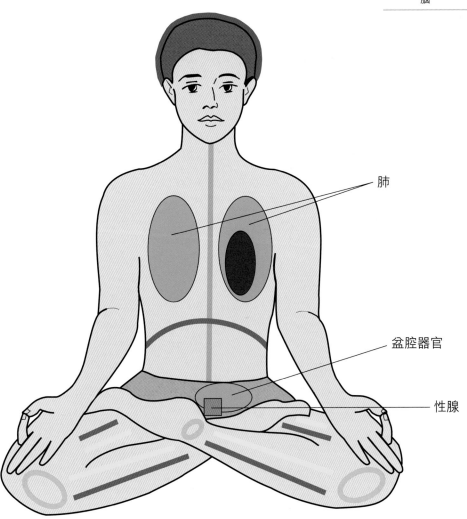

肺

盆腔器官

性腺

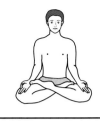

PADMĀSANA

पद्मासन

主要步驟

坐立，兩腳前伸；

曲右膝，將右腳外緣置於左大腿根處；

曲左膝，將左腳外緣置於右大腿根處；

嘗試將兩腳跟分別移近大腿根處，兩膝盡量靠近；

背部豎直，肩部向後舒展；

兩手置於膝上，掌心向上，食指與姆指相接呈環狀；

保持上述姿式，正常呼吸；

按相反順序恢復至起始姿式。

益處

強健腹部器官及脊椎。

平靜情緒及心臟。

舒展胸部及肺部。

增強血液循環至盆腔器官及性腺。

放鬆膝、踝及臀部關節。

減少大腿及小腿脂肪。

療效

精神壓力過重。

胸椎炎、腰椎炎。

背下部痛。

泌尿生殖器官及前列腺疾病。

膝、踝、臀關節僵硬。

大、小腿肥胖。

船 式

Full Boat Pose

坐立動作

治療位置及強度

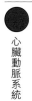

心臟動脈系統　器官　肌肉　關節　內分泌腺

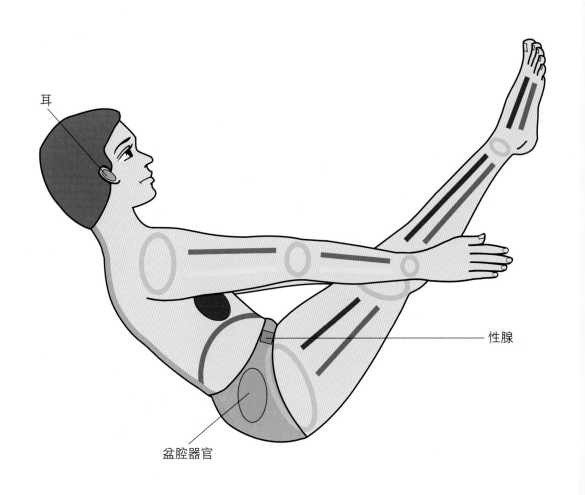

耳

性腺

盆腔器官

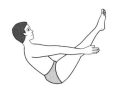

PARIPŪRṆA NĀVĀSANA
परिपूर्ण नावासन

主要步驟

坐立於地面，背部豎直，雙腿伸向前，手掌放於地面，手指向前；

呼氣，上身向後靠，雙腿抬高與地面呈60°；

抬起手臂至肩水平與地面平衡；

兩眼直視，身體平衡於臀部；

保持上述姿式，正常呼吸；

呼氣，放下雙腿，平躺於地面，正常呼吸。

益處

減輕心臟負擔。

按摩並加強血液循環至腹部及盆腔器官。

增加血液循環至腎上腺、胰島腺及性腺。

減輕腳腫。

強健大腿至手臂肌肉。

增強身體平衡力。

療效

心絞痛及早期心力衰竭。

腸胃及盆腔器官失調：腹瀉、大腸炎、直腸炎、消化不良、肝、脾、胰臟不適。

哮喘、糖尿病及性器官失調。

各種原因引起的腳水腫。

腿、手臂無力。

輕微頭暈。

牛面式
Cow's Face Pose

坐立動作

治療位置及強度

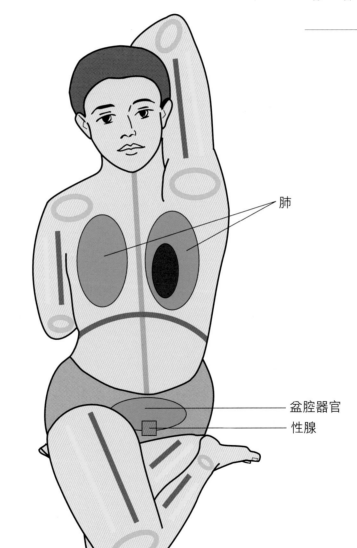

關節　器官　脂肪　脊椎　內分泌腺

肺

盆腔器官

性腺

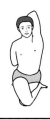

GOMUKHĀSANA
गोमुखासन

主要步驟

坐立，雙腿前伸，雙臂垂於兩側；
抬起臀部，於地面曲左膝，左腳橫向置於臀下；
輕坐於左腳上；
曲右膝，置右大腿於左大腿上，右腳外側平放鬆於地面，右腳趾向後；
背部保持直立；
舉左臂過頭，曲肘向後，掌心面向後背置於兩肩夾骨之間；
於身後彎右臂，置右手於兩肩夾骨之間，掌心向外；
兩手手指相握，兩肘盡力向後使兩手相握；
保持上述姿式，正常呼吸；
呼氣，按相反順序恢復至起始姿式；
重覆上述步驟做另外一側。

益處

放鬆所有關節。
舒張前胸及肺部。
按摩及加強血液循環至盆腔。
減小腿及手臂肥胖。
舒展脊椎。
強健生殖器官。
強健肩、手臂及大腿肌肉。

療效

關節炎。
呼吸系統失調：哮喘、支氣管炎、肺氣腫。
泌尿生殖系統 (腎、子宮、前列腺) 疾病。
大腿、小腿、手臂肥胖。
脊椎僵硬。
生殖器官失調。
肩、手臂及大腿肌肉無力。

獅　式 II

Lion Pose II

坐立動作

治療位置及強度

器官　關節　內分泌腺　脊椎　肌肉

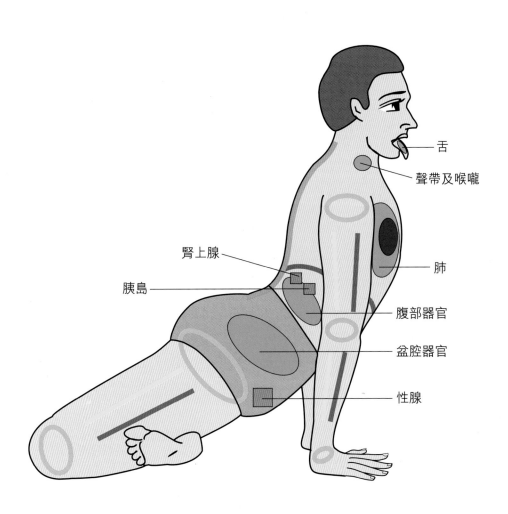

舌

聲帶及喉嚨

腎上腺

胰島

肺

腹部器官

盆腔器官

性腺

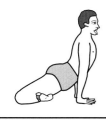

SIṀHĀSANA-II
सिंहासन

主要步驟

坐立呈蓮花式 (見第29頁) ；

雙臂支撐於大腿兩側，抬起上身，當上身平衡於兩膝上時，用手掌支撐地面將雙臂移向身前；

繼續將手掌移向身前，盡量使大腿貼近地面，後背舒展略向下彎；

張開嘴，將舌頭盡量前伸貼近下巴；

凝視鼻尖，用口呼吸；

保持上述姿式，正常呼吸；

呼氣，恢復至起始姿式。

另外一條腿在上，重覆上述步驟。

益處

有助舌部、喉部、聲帶健康。

去除口臭。

增強表達能力。

舒展前胸及肺部。

強健腹部、盆腔器官。

強健關節。

加強腎上腺、胰島及性腺功能。

強壯背部肌肉及脊椎。

減少臀部、大腿及手臂脂肪。

療效

扁桃體炎、喉嚨痛、口臭。

說話、聲音不暢。

哮喘、支氣管炎等呼吸系統疾病。

肝、胃及腸部器官功能失調。

泌尿生殖系統 (腎、子宮、前列腺) 疾病。

關節炎。

生殖器官失調及糖尿病。

脊椎僵硬及背痛。

踝及腕關節無力。

大腿、手臂、臀部肥胖。

門 式
Gate Pose

坐立動作

難度 ★ ★

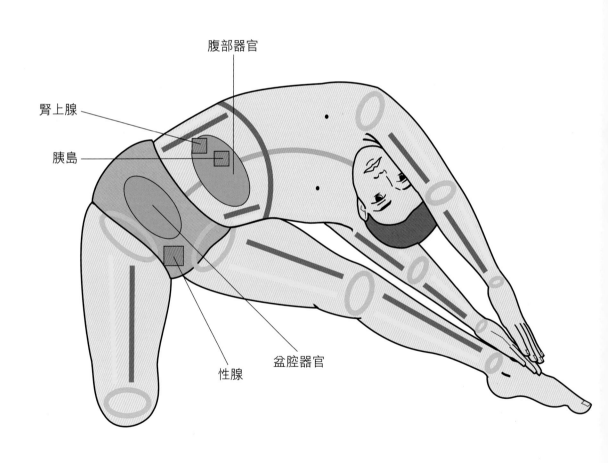

腹部器官

腎上腺

胰島

性腺

盆腔器官

PARĪGHĀSANA
परीघासन

主要步驟

跪立地面，大腿、上身直立；

向左伸直左腿與軀幹呈一線，左膝向上，雙臂伸開平衡於地面；

呼氣，上身及左臂向左彎與左腿呈一線，左前臂置於左小腿上，左掌心向上；

右臂伸展繞過頭右側，右掌心向下與左掌相合；上身保持與左腿呈一線 (不要向前傾)；

保持上述姿式，正常呼吸；

重覆上述動作做另外一側。

益處

強健脊椎及脊椎旁側肌肉。

按摩腹部及盆腔器官。

強健各肌肉及手腳趾關節。

強健腎上腺、胰島及性腺。

舒展及擴張胸、肺側部。

減少腰、腿脂肪。

療效

中、下部背痛。

消化系統 (胃、肝、腰、腸部) 疾病。

泌尿生殖系統 (腎、膀胱、子宮、前列腺) 失調。

關節炎。

糖尿病、哮喘及性功能失調。

腰、腿肥胖。

腿部無力。

膝肩式

Knee Shoulder Pose

平衡動作

治療位置及強度

關節　器官　肌肉　脂肪　內分泌腺

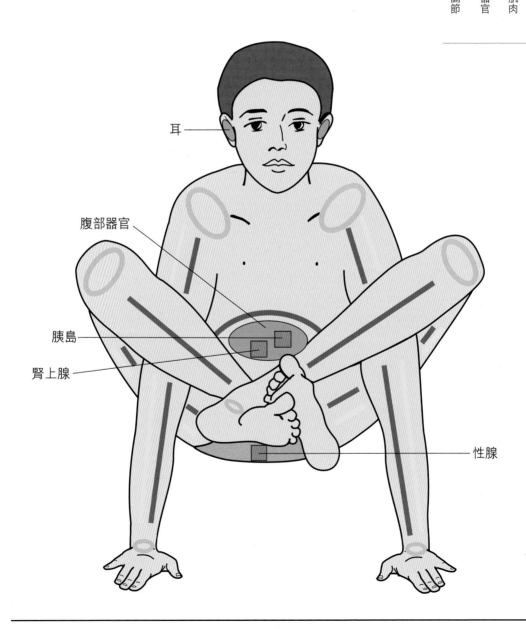

耳

腹部器官

胰島

腎上腺

性腺

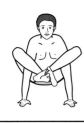

BHUJAPĪḌĀSANA

भुजपीडासन

主要步驟

站立呈山式 (見第1頁)，兩腳分開1英尺；

注意：為防止做這動作時失去平衡而跌傷，最好在腳後放一張毛毯；

身體向前曲，將雙手置於地面介於兩腿之間盡可能向後的位置；

將手掌置於腳外側，大腿置於上手臂，越高越好；

呼氣，先後抬起雙腳，踝部交插於身前；

伸直雙臂及保持平衡；

保持上述姿式，正常呼吸；

呼氣，按相反順序恢復至起始姿式；

重覆上述步驟做另外一側。

益處

強健手腳肌肉及關節。

增強身體平衡、注意力及毅力。

強健內耳及雙眼。

強健腹部器官及肌肉。

強健腎上腺。

減少手臂、大腿脂肪。

療效

手、腳趾軟弱、僵硬。

手腳關節僵硬。

注意力分散，信心不足。

腹肌弱。

腸胃系統 (胃、腸、肝、脾) 失調。

糖尿病。

手臂、大腿肥胖。

起重機式

Crane Pose

平衡動作

治療位置及強度

關節　肌肉　器官　脂肪

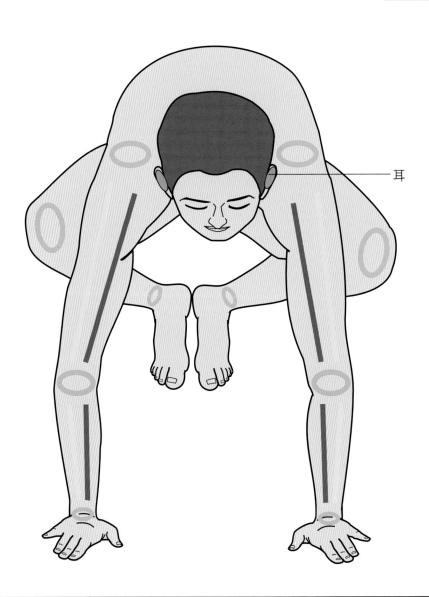

耳

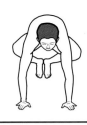

BAKĀSANA
बकासन

主要步驟

站立呈山式；

曲膝，下蹲；

注意：為避免做這動作時失去平衡而傷到頭部，最好在腳前放一張毛毯；

張開雙膝，上身向前傾，使脛部與上臂相觸；

雙掌置於地面與肩同寬，手指向前，雙肘向外側張開；

上身及前胸進一步向前傾於兩臂之間，踮起腳跟，抬起臀部，將脛部置於上臂，盡量靠近腋窩處；

呼氣，先後抬起雙腳，伸直雙臂，身體平衡於雙掌之上；

保持上述姿式，正常呼吸；

呼氣，恢復至起始姿式。

益處

增強平衡與集中注意力。

強健手部肌肉及關節功能 (掌部及手指)。

強健腹部肌肉。

增強內耳及眼睛功能。

療效

手部關節僵硬。

上肢無力。

注意力缺乏集中及缺乏自信。

腹部肌肉鬆弛無力。

平衡動作

仰臥鞋匠式

Cobbler's Pose in Lying Pose

躺臥動作

治療位置及強度

神經系統及大腦	器官	心臟動脈系統	關節	脊椎

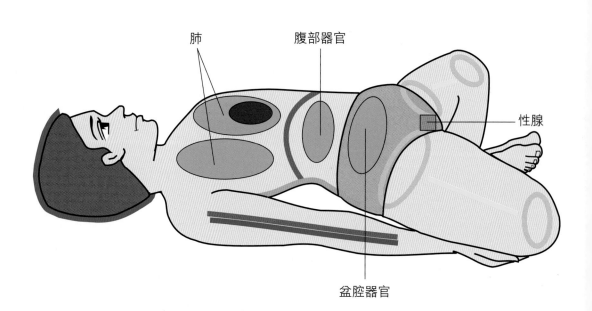

肺　　　腹部器官　　　　　　　　　性腺

盆腔器官

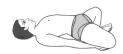

SUPTA BADDHA KOṆĀSANA

सुप्त बद्ध कोणासन

主要步驟

坐立呈鞋匠式 (見第23頁) ；

上身向後躺，頭部與背部置於地面；

手於大腿下向上拉踝部，使腳跟近於臀部；

盡量使雙膝外側全部置於地面 (大腿內側向外) ；

雙臂置於大腿兩側，掌心向上；

保持上述姿式，正常呼吸；

呼氣，恢復至起始姿式。

益處

穩定情緒。

舒張胸部及肺部。

強健腹部器官。

減輕盆腔充血。

減輕生殖器官充血。

降低血壓。

放鬆雙膝及臀部關節。

療效

一般身體、精神疲勞。

失眠、焦躁、緊張。

呼吸器官疾病：哮喘、支氣管炎。

腸胃不適：結腸炎、腸胃炎、痢疾、胃潰瘍。

泌尿生殖系統 (腎、卵巢、子宮、生殖器及前列腺) 不適。

月經失調。

性器官失調。

高血壓。

膝、臀關節僵硬。

仰臥英雄式

Hero's Pose in Lying Pose

躺臥動作

難度 ★ ☆ ☆

治療位置及強度

器官　脊椎　神經系統及大腦　關節　內分泌腺

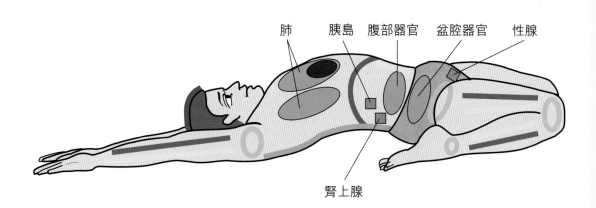

肺　胰島　腹部器官　盆腔器官　性腺

腎上腺

SUPTA VĪRĀSANA

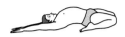

सुप्त वीरासन

主要步驟

坐立呈英雄式 (見第25頁)；

背部向後傾，肘部支撐地面；

先後伸直雙臂，使頭部及背部放鬆躺於地面；

伸直雙臂過頭；

保持上述姿式，正常呼吸；

呼氣，恢復至起始姿式，上身向前，放鬆呈前俯英雄式 (見第27頁)。

益處

舒展胸及肺部。

強健心臟功能及腹部器官。

減輕盆腔出血。

拉直及強健脊椎。

平靜心情。

放鬆踝、膝、臀及肩關節。

強健腎上腺、胰島及性腺。

減少大、小腿脂肪。

躺臥動作

療效

呼吸系統不適：哮喘、支氣管炎、慢性肺病。

腸胃失調：消化不良、腸胃炎、結腸炎。

月經失調。

脊椎位置不正。

急躁、精神緊張。

踝、膝、臀、肩關節僵硬。

內分泌失調：糖尿病、哮喘、性腺失調。

大、小腿肥胖。

是瑜伽呼吸練習的準備動作。

鱷魚式

Crocodile Pose

躺臥動作

難度 ★ ☆ ☆

治療位置及強度

神經系統及大腦　肌肉　器官　心臟動脈系統　關節

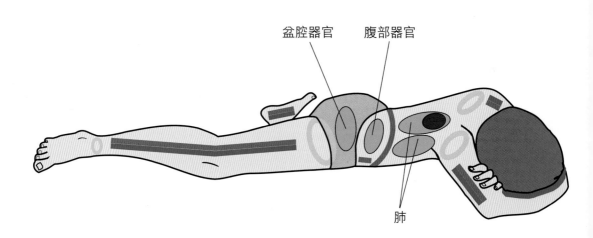

盆腔器官　　腹部器官

肺

MAKARĀSANA

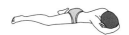

मकरासन

主要步驟

俯臥，下巴置於地面，前臂交叉於面前；

吸氣，前胸抬起，將雙臂移近身體與肩一線、將前額放鬆於交叉的前臂上；

雙腿分開，距離越大越好，雙腿內側與地面相觸；

腹部完全置於地面，保持前胸懸起；

保持腹式呼吸，吸氣，腹部與地面相觸；呼氣，腹部移開地面；

呼氣，恢復至起始姿式；

側面俯臥於地面，手臂置於大腿兩側，正常呼吸。

益處

減輕壓力及疲勞。

強健肺膈膜。

加強膈膜呼吸功能。

按摩胸部及腹部器官：包括心臟、肺、胃、肝、脾、腸及腎。

強健心臟。

放鬆肩、臀及踝關節。

療效

由壓力引起的不適：精神緊張、胃潰瘍、腸炎、糖尿病及哮喘。

一般身體、精神疲勞。

腸胃不適：消化不良、胃潰瘍及便秘。

呼吸系統不適：慢性支氣管炎及哮喘。

肩、臀及踝關節僵硬。

躺臥動作

除氣式
Gas Releasing Pose

躺臥動作

治療位置及強度

器官　內分泌腺　脊椎　關節　脂肪

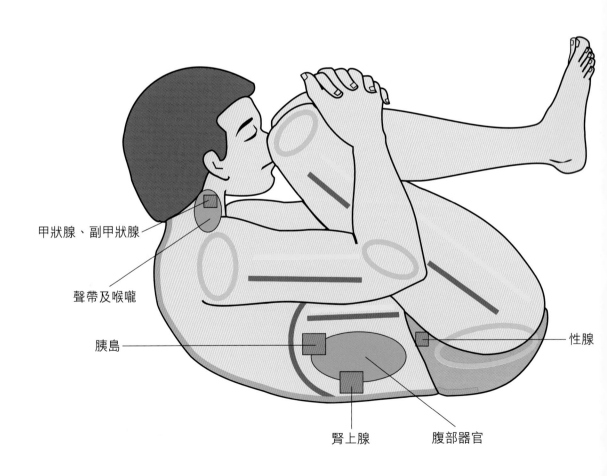

甲狀腺、副甲狀腺

聲帶及喉嚨

胰島

腎上腺　　腹部器官

性腺

PAWANMUKTĀSANA

पवनमुक्तासन

主要步驟

平躺於地面，雙腳合攏；

呼氣，曲雙膝，雙前臂交叉抱住小腿；

呼氣，輕輕將大腿壓近小腹；

呼氣，抬起頭部，前額貼雙膝；

保持上述姿式，正常呼吸；

吸氣，放鬆恢復至起始姿式。

注意：若有背痛，將一枕頭放入臀下，另一枕頭放於頸與肩夾骨之間，以減除對背部的壓力。

益處

按摩腹部器官：胃、腸。

按摩內分泌腺：甲狀腺、副甲狀腺、胰島、腎上腺及性腺。

強健脊椎。

放鬆膝、臀、肘、手指關節。

減少腹、腿、手臂肥胖。

強健腹、頸部肌肉。

療效

消化系統不適：消化不良、腸胃氣脹、便秘及腸炎。

肝囊、脾及肝不適。

甲狀腺、副甲狀腺、性腺不適。

糖尿病。

脊椎無力。

關節炎。

手臂、大腿、腹部肥胖。

腹部及頸部肌肉無力。

躺臥動作

神聖威士努休息式

God Vishnu's Resting Pose

躺臥動作

難度 ★ ★ ★

治療位置及強度

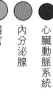

關節　神經系統及大腦　器官　內分泌腺　心臟動脈系統

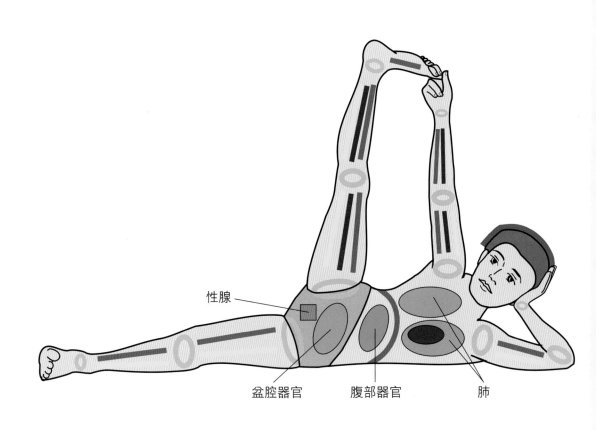

性腺

盆腔器官　　腹部器官　　肺

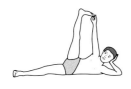

ANANTĀSANA
अनंतासन

主要步驟

平躺於地面，雙腳合攏；

身體向左轉，側躺於身體左側，左側身體完全與地面接觸；

左臂上伸，曲左肘，左手支撐頭部左耳後側；

曲右膝，右手鉤住右腳姆指；

呼氣，右腿及右臂同時向上伸展；

保持上述姿式，正常呼吸；

呼氣，恢復至起始動作；

重覆上述動作做另外一側。

益處

強健手、腳關節。

平靜心情，放鬆神經。

放鬆及舒展腿、手臂神經。

加強血液循環至盆腔器官及內分泌系統。

加強腿、手臂淋巴排毒。

強健肺及腹部器官。

療效

關節炎、坐骨神經痛。

精神壓力大。

由壓力引起的疾病：精神緊張、腎、胃潰瘍、結腸炎。

一般身體、精神疲勞。

泌尿生殖器官不適：腎、卵巢、前列腺。

性器官不適。

腿、手臂水腫。

月經失調。

躺臥動作

51

肩倒立式 I

Shoulder Stand I

半倒立及全倒立動作

治療位置及強度

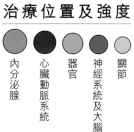

內分泌腺	心臟動脈系統	器官	神經系統及大腦	關節

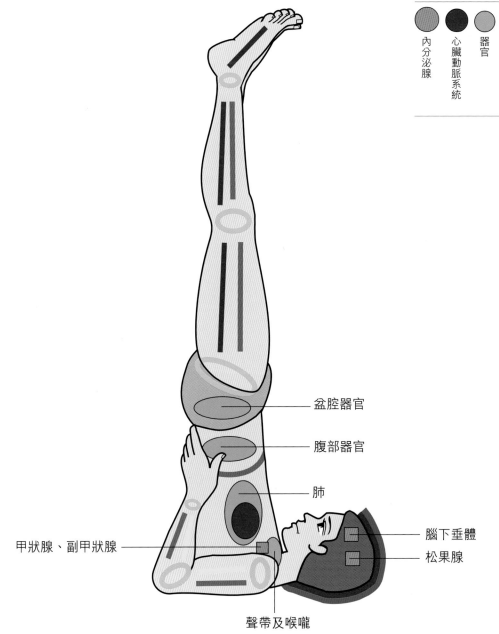

盆腔器官

腹部器官

肺

腦下垂體

松果腺

甲狀腺、副甲狀腺

聲帶及喉嚨

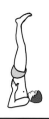

SĀLAMBA SARVĀṄGĀSANA-I
सालम्ब सर्वांगासन

主要步驟

仰臥於地面，雙腳合攏，雙臂近於身體，掌心向下；

曲膝，雙大腿放鬆於小腹上；

呼氣，抬高臀部與大腿，與地面呈60°，曲肘於身後用手掌支撐腰椎下部；

呼氣，抬高上身和大腿，與地面垂直，用雙掌根部支撐身體；

將雙手沿背部向頭部方向移動，直至前胸觸到下額；

伸直雙腿，腳尖向上；

保持上述姿式，正常呼吸；

呼氣，慢慢將身體滑回至起始動作；

注意：有關不適宜做此動作者，請參閱"一般注意事項"。

益處

促進血液循環至腦下垂體、松果腺、甲狀腺、副甲狀腺。

促進血液循環至頭部、頸部及大腦。

促進血液循環至敏感器官：眼、鼻、耳、舌及面部。

減輕腿、腳浮腫及盆腔充血。

有助下垂的腹部器官，恢復原位。

強健手部關節。

減輕一般身體、精神疲勞。

療效

腦下垂體、甲狀腺及性腺功能失調。

失眠、記憶力及注意集中力差。

腿、腳水腫。

輕微頭暈。

腸胃功能失調。

泌尿生殖系統(膀胱、子宮及前列腺)失調。

一般身體、精神疲勞。

手指關節無力。

是頭倒立的準備動作。

面向下，狗式

Dog, Face Down Pose

半倒立及全倒立動作

治療位置及強度

心臟動脈系統　內分泌腺　器官　關節　肌肉

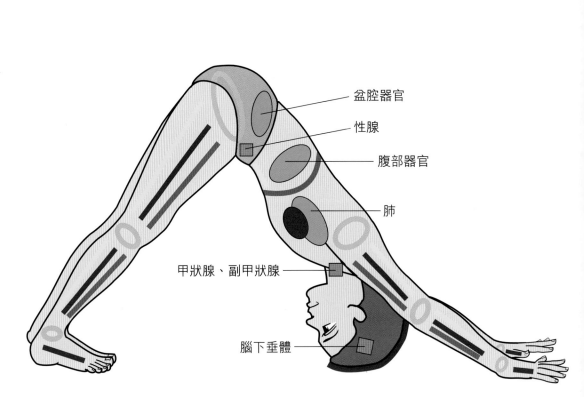

盆腔器官

性腺

腹部器官

肺

甲狀腺、副甲狀腺

腦下垂體

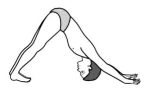

ADHO MUKHA ŚVĀNĀSANA

अधो मुख श्वानासन

主要步驟

俯臥於地面，前額放鬆於地面，雙腳分開，雙手近於肩部，彎雙肘使前臂垂直於地面；

伸直雙臂，曲膝，抬高臀部；

繼續抬高臀部，直至雙腿伸直，以尾骨作為最高點；

肩與前胸向下，並向後與雙大腿接近；

保持尾骨於最高點，雙腳跟下向與地面接觸，使雙腿伸展；

放鬆頭部於地面，如有需要，放鬆於兩張重疊的毛毯上；

保持上述姿式，正常呼吸；

呼氣，按相反步驟，恢復至起始動作；

側面俯臥於地面，雙臂近身體，正常呼吸。

益處

促進血液循環至腦、頭、頸、手指及腳趾。

促進血液循環至腦下垂體、松果腺、甲狀腺、副甲狀腺，並減少性腺充血。

減輕盆腔、腹腔充血。

清潔肺部。

強健上、下肢肌肉及關節。

減少上、下肢脂肪。

增強爆發力。

增強記憶力、注意力、智力及創造力。

療效

脫髮及失眠。

甲狀腺、副甲狀腺及性腺失調。

慢性支氣管炎。

泌尿生殖系統及月經失調。

關節炎。

上、下肢軟弱無力或肥胖。

將頭放鬆於支撐物上，有助治療壓力引起的疾病。

記憶力或注意力差。

半倒立及全倒立動作

雙腿張開伸展式

Wide Legs Stretching Pose

半倒立及全倒立動作

治療位置及強度

內分泌腺　心臟動脈系統　神經系統及大腦　器官　關節

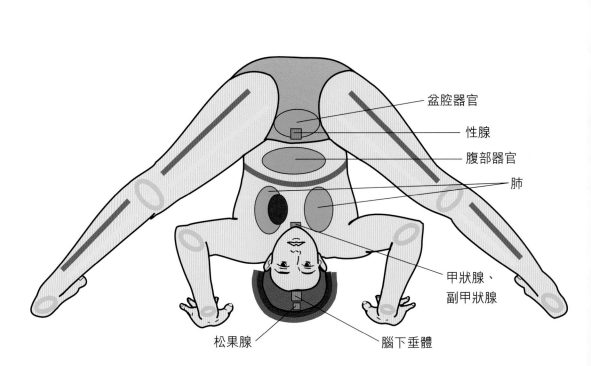

盆腔器官

性腺

腹部器官

肺

甲狀腺、副甲狀腺

松果腺

腦下垂體

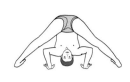

PRASĀRITA PĀDOTTĀNĀSANA
प्रसारित पादोत्तानासन

主要步驟

站立呈山式 (見第1頁)；

跳躍至雙腳分開4英尺，雙手插腰；

呼氣，上身前彎，頸部伸長，背部呈弧形，雙手放於兩腳間的地面上；

呼氣，曲肘使頭部放鬆於兩手之間的地面上；

注意：若頭部不能觸到地面，可增大兩腿間距離，或頭下墊一張毛毯；

保持腳窩攏起；

保持上述姿式，正常呼吸；

吸氣，恢復至起始動作。

益處

促進血液循環至頭、頸及上身。

促進血液循環至腦下垂體、松果腺、甲狀腺、副甲狀腺及胸腺。

減少身體及精神疲勞。

強健大腿，減少大腿脂肪。

強健踝及腕關節。

減少腹部、骨盆及性腺充血。

清除肺部毒素。

療效

偏頭痛、失眠、注意力不集中、記憶力差及精神疲勞。

腦下垂體、甲狀腺及副甲狀腺失調。

將頭放鬆於支撐物上，有助治療身體及精神疲勞。

腿無力，大腿肥胖。

踝、腕及肘關節薄弱。

月經失調。

性功能失調。

膀胱、子宮及前列腺功能失調。

半月式

Half Moon Pose

半倒立及全倒立動作

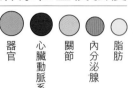

治療位置及強度

器官　心臟動脈系統　關節　內分泌腺　脂肪

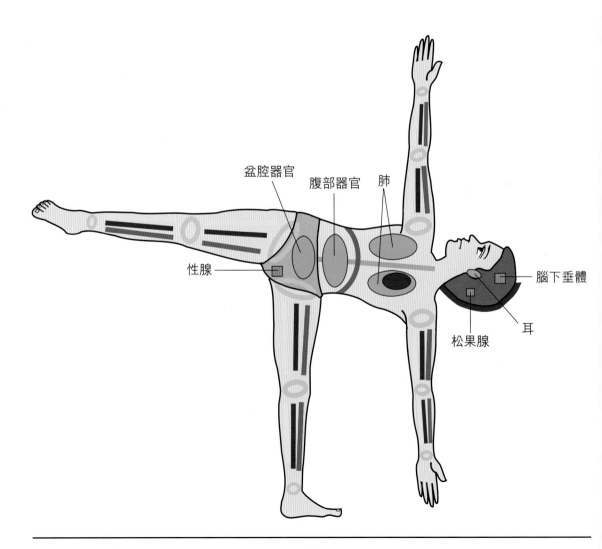

盆腔器官　腹部器官　肺

性腺

腦下垂體

耳

松果腺

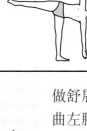

ARDHA CHANDRĀSANA
अर्ध चन्द्रासन

主要步驟

做舒展三角式(見第9頁);

曲左膝,右腳隨身體於地面向前滑,左手置於左腳前地面,距左腳約1英尺外,略偏身體外側或與身體呈一線;

呼氣,伸直左腿,同時抬起右腿與身體呈一線,雙掌與右腳腳趾均指向前方;

轉頭仰望右大姆指,身體平衡於左手與左腿之上;

保持該姿式,正常呼吸;

呼氣,按上述相反順序恢復至起始姿式;

重覆上述動作做另外一側。

益處

減少腹部與盆腔器官充血。

有助肺部排痰。

加強身體平衡,改善儀態。

加強內耳與眼功能。

加強血液循環至頭、頸、視床下部及頭、頸部的內分泌腺。

有助手、腳靜脈流通。

強健脊椎。

強健腿、膝及臀關節。

減少大腿脂肪。

療效

泌尿生殖器官(膀胱、子宮)不適。

消化不良。

慢性氣管炎。

輕微眩暈。

記憶力、注意力與視力不佳。

失眠、脫髮。

內分泌腺(腦下垂體、甲狀腺、副甲狀腺)失調。

關節炎。

脊椎僵硬。

大腿肥胖及雙腿無力

半倒立及全倒立動作

橋 式
Bridge Pose

半倒立及全倒立動作

難度 ★ ★ ★

治療位置及強度

 脊椎

 器官

 神經系統及大腦

內分泌腺

關節

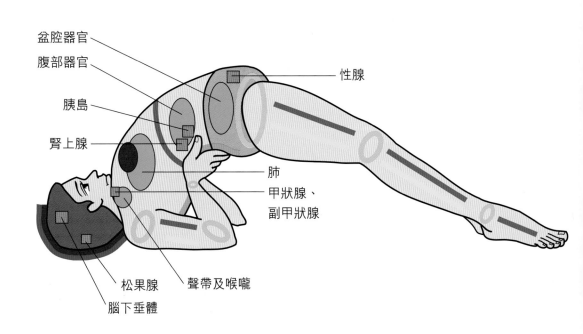

盆腔器官

腹部器官

胰島

腎上腺

性腺

肺

甲狀腺、
副甲狀腺

松果腺

聲帶及喉嚨

腦下垂體

SETU BANDHA SARVĀNGĀSANA

सेतुबन्ध सर्वांगासन

主要步驟

做肩倒立式(見第53頁)；

曲膝，雙掌穩固地支撐腰椎，使軀幹於手腕之上垂落於地面；

先後伸直雙腿，雙腿合攏；

保持上述姿式，正常呼吸；

呼氣，慢慢放下身體，平躺於地面，正常呼吸；

注意：如果無法自行做此姿式，可用一長櫈支撐臀部及雙腿。

益處

強健腰椎。

擴胸及加強肺活量。

按摩腹部及盆腔器官。

加強血液循環至頸、大腦及視床下部。

穩定神經系統及情緒。

按摩及加強供血至甲狀腺。

減少腿及手臂脂肪。

強健手臂、腕部及踝關節。

減輕性器官充血。

療效

腰椎無力及背痛。

哮喘及支氣管炎。

腸胃及盆腔器官不適。

興趣普遍冷淡及情緒低落。

失眠、記憶力及注意力差。

甲狀腺及副甲狀腺功能失調。

性腺失調。

手臂、腕及踝關節無力。

大腿、手臂肥胖。

犁　式
Plough Pose

半倒立及全倒立動作

難度 ★ ★ ★

治療位置及強度

脊椎　器官　關節　內分泌腺　心臟動脈系統

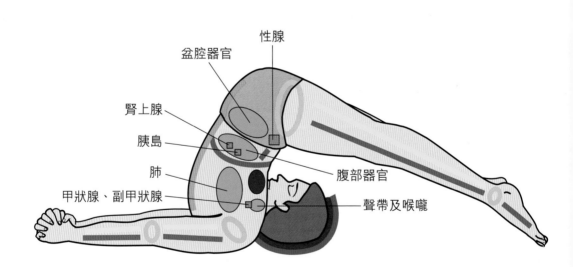

性腺

盆腔器官

腎上腺

胰島

肺

甲狀腺、副甲狀腺

腹部器官

聲帶及喉嚨

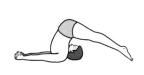

HALĀSANA

हलासन

主要步驟

做肩倒立式 (見第53頁)；

放開下額與前胸距離,降低下半部軀幹與雙腿置於頭前部地面,同時將雙臂伸向上方置於腿下；

注意:若雙腳無法碰到頭前地面,將腿放於一高度合適的小櫈上 (半犁式)；

用手支撐背部中央,並托起後背,收緊大腿肌肉,借助腿力,使軀幹上抬至與地面垂直；

放開雙手,與腿反向伸展手臂；

保持上述姿式,正常呼吸；

呼氣,恢復至肩倒立,然後慢慢放下軀幹與雙腿於地面。

益處

減輕肩、背僵硬。

按摩腹部器官。

減輕盆腔及性腺充血。

強健內分泌腺:松果腺、腦下垂體、甲狀腺、副甲狀腺、腎上腺及胰腺。

平穩情緒,煥發活力。

放鬆手腳關節。

加強血液循環至大腦、頭、頸及視床下部。

療效

背、肩僵硬。

腸胃系統 (肝、脾、胰) 失調。

泌尿生殖系統 (膀胱、前列腺、卵巢及睪丸) 不適。

由壓力引起的病症:糖尿病、哮喘及結腸炎。

腦下垂體、甲狀腺及副甲狀腺功能失調。

糖尿病。

情緒緊張、焦躁及低落。

半倒立及全倒立動作

頭倒立

Head Stand

半倒立及全倒立動作

難度 ★ ★ ★

治療位置及強度

治療位置及強度

內分泌腺　心臟動脈系統　器官　神經系統及大腦　脊椎

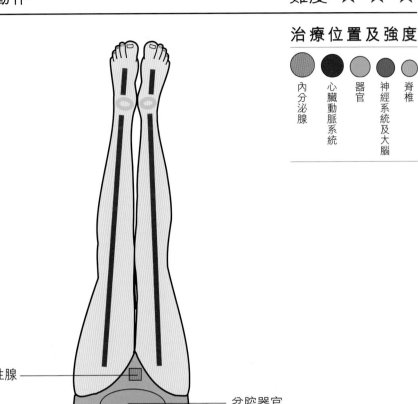
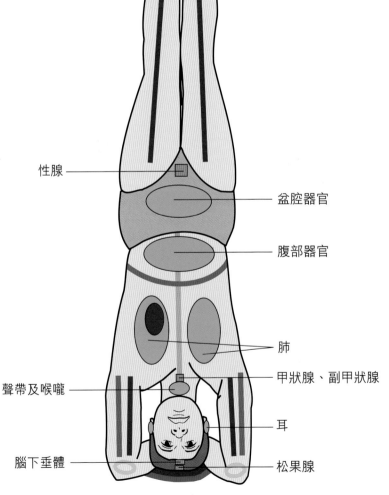

性腺

盆腔器官

腹部器官

肺

甲狀腺、副甲狀腺

聲帶及喉嚨

耳

腦下垂體

松果腺

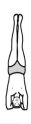

SĀLAMBA ŚĪRṢĀSANA
सालंब शीर्षासन

主要步驟

跪於一塊摺疊的毛毯前，上身前傾，將前臂平衡放於毛毯上，與肩同寬；

不要移動肘部位置，雙手手指交插至手指根部，雙手呈杯狀；

將頭頂置於毛毯上，頭後側插入呈杯狀的手掌內；

抬起膝部與臀部，走近上身，使上身盡量垂直於地面；

呼氣，小心地將體重前傾，雙腳抬離地面，曲雙膝；

豎直大腿，然後豎直小腿，全身平衡於頭頂，保持雙腿、軀幹、頸與頭部呈一線；

保持上述姿式，正常呼吸；

呼氣，慢慢放下身體，恢復起始動作；

注意：有關不適宜做此動作者，請參閱"一般注意事項"。

益處

促進血液循環至腦下垂體、松果腺、甲狀腺、副甲狀腺。

減除性腺充血。

促進血液循環至大腦、頭、頸部及視床下部。

加強身體平衡、注意力、信心、毅力及創造力。

加強內耳及眼功能。

有助下肢及盆腔排毒。

有助下垂的腹部器官恢復原位。

排痰及促進身體整體循環。

幫助脊椎關節呈一線。

療效

免疫力差、內分泌失調。

眼、內耳及其他感官功能失調。

記憶力、智力、精力、毅力不足。

脫髮、失眠及偏頭痛。

血管、腳血管腫脹。

內臟下垂、腹部疝氣、便秘、子宮下垂。

肺活量差、慢性咳嗽、感冒、扁桃腺炎、口臭。

身體和精神疲勞。

背部、脊椎僵硬。

半倒立及全倒立動作

眼鏡蛇式
Cobra Pose

背後彎動作

 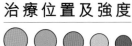

治療位置及強度

脊椎　器官　內分泌腺　關節　肌肉

聲帶及喉嚨

胰島

腎上腺

盆腔器官

甲狀腺、
副甲狀腺

肺

性腺

腹部器官

BHUJAṄGĀSANA

भुजंगासन

主要步驟

俯臥於地面，前額放鬆於地面，雙臂近胸部；
曲肘，雙手近肩，十指張開；
吸氣，抬起頭，頸、胸及前腹離開地面，保持小胸及下身於地面；
收緊臀部、大腿及膝部；
完全舒展頸部，心胸向前挺，肩夾骨收向後；
保持該姿式，正常呼吸；
呼氣，恢復至起始姿式。

益處

強健整個脊椎及其周圍肌肉、韌帶。
強健聲帶、心臟及頸部肌肉。
擴胸。
刺激腹部、盆腔器官。
刺激甲狀腺、副甲狀腺、腎上腺及胰島。
強健手關節。
強健臀部及大腿肌肉。

療效

頸椎、胸椎軟弱。
背上、中部痛。
早期椎間盤脫落、坐骨神經痛。
聲帶不適。
哮喘及支氣管炎。
腹部、盆腔器官不適。
甲狀腺及副甲狀腺不適，糖尿病及哮喘。
手關節發炎。

背後彎動作

蝗蟲式
Locust Pose

背後彎動作

 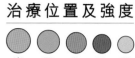

治療位置及強度

脊椎	器官	內分泌腺	肌肉	關節

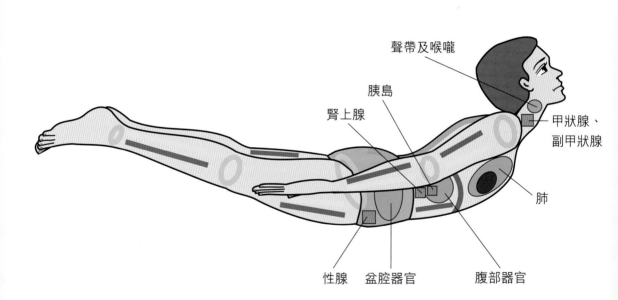

聲帶及喉嚨

胰島

腎上腺

甲狀腺、副甲狀腺

肺

性腺　盆腔器官　腹部器官

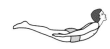

ŚALABHĀSANA

शलभासन

主要步驟

俯臥於地面，前額放鬆於地面，雙腳合攏，腳趾向後，手臂貼近身體，手掌向上；

吸氣，同時抬起頭、胸及大腿，抬得越高越好，手臂與肩相平指向腳趾，膝關節保持伸直；

身體應該只平衡於腹部；

收緊臀部肌肉；

保持肘部與膝部伸直；

保持上述姿式，正常呼吸；

呼氣，恢復至起始姿式；

面部側躺於地面，手臂放在大腿兩側，正常呼吸；

注意：若因背痛無法做此姿式，停止做此姿式直至背部肌肉、關節恢復強壯。

益處

強健整個脊椎。

強健腹部肌肉及心臟。

擴展胸部及肺部。

強健甲狀腺、副甲狀腺、腎上腺、胰島及性腺。

增強背部、大腿手臂、頸部及前腹肌肉。

強健手、腳關節。

療效

脊椎軟弱。

背痛。

膽囊、肝、脾、膀胱及腸胃不適。

哮喘、支氣管炎、肺氣腫。

甲狀腺、副甲狀腺功能失調。

糖尿病及性腺失調。

腹部肥弱。

關節炎。

背後彎動作

面向上，狗式
Dog, Face Upward Pose

背後彎動作

難度 ★

治療位置及強度

| 脊椎 | 器官 | 內分泌腺 | 關節 | 肌肉 |

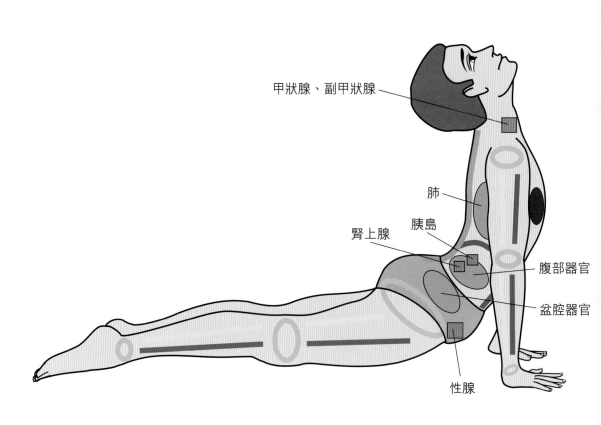

甲狀腺、副甲狀腺

肺

胰島

腎上腺

腹部器官

盆腔器官

性腺

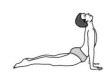

ŪRDHVA MUKHA ŚVĀNĀSANA

ऊर्ध्व मुख श्वानासन

主要步驟

俯臥於地面，前額放鬆於地面，雙腳相距1英尺，雙手貼近腰部，肘彎；

慢慢伸直肘關節，依次抬起並伸展頭部、頸部、前胸、腹部、大腿、膝部及雙腿；

保持身體支撐於手掌及伸展的腳趾之上；

向前伸展胸部，收緊臀部肌肉；

保持該姿式，正常呼吸；

呼氣，恢復至起始姿式；

側面俯臥於地面，手臂置於大腿兩側，掌心向上，正常呼吸。

益處

強健整個脊椎及心臟。

擴展胸部及肺部。

按摩腹部及盆腔器官。

強健甲狀腺、腎上腺、胰島及性腺。

強健手、腳全部關節及肌肉。

減少腹部、手臂及腿部脂肪。

療效

脊椎、關節軟弱。

呼吸系統疾病：哮喘、慢性支氣管炎、肺氣腫。

肝、脾、胃及腸等腸胃器官不適。

膀胱、卵巢、前列腺等泌尿器官不適。

甲狀腺、腎上腺及性腺失調。

糖尿病。

關節炎。

腹部、手臂、雙腿肥胖。

背後彎動作

魚　式

Fish Pose

背後彎動作

治療位置及強度

脊椎　器官　內分泌腺　心臟動脈系統　關節

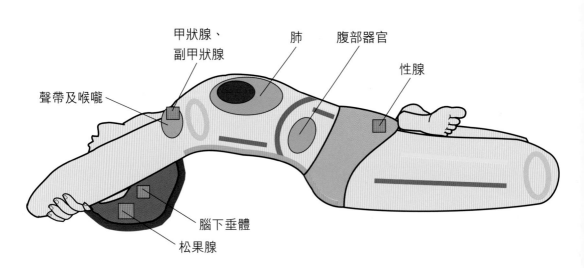

甲狀腺、副甲狀腺　肺　腹部器官　性腺

聲帶及喉嚨

腦下垂體

松果腺

MATSYĀSANA

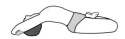

मत्स्यासन

主要步驟

坐立呈蓮花式(見第29頁)；

呼氣，拱起背部、頭部、頸部及背部向後仰，直至頭頂置於地面；

用手握住雙腳，增加背部及胸部的弧度；

曲臂，握住肘關節，手臂向上放於頭後方；

保持該姿式，正常呼吸；

呼氣，恢復至起始姿式。

益處

強健頸椎與胸椎。

擴展胸及肺部。

按摩甲狀腺與副甲狀腺。

強健聲帶與心臟。

減除盆腔充血。

鬆弛肩與踝關節。

療效

頸椎、胸椎炎。

呼吸系統失調：哮喘及支氣管炎。

甲狀腺及副甲狀腺失調。

聲帶失調。

月經失調。

肩、踝關節僵硬。

是肩倒立式(見第53頁)的對應動作。

背後彎動作

駱駝式
Camel Pose

背後彎動作

難度 ★ ★

治療位置及強度

脊椎　器官　內分泌腺　關節　脂肪

聲帶及喉嚨

肺

甲狀腺、
副甲狀腺

腹部器官

胰島

腎上腺

腦下垂體

盆腔器官

性腺

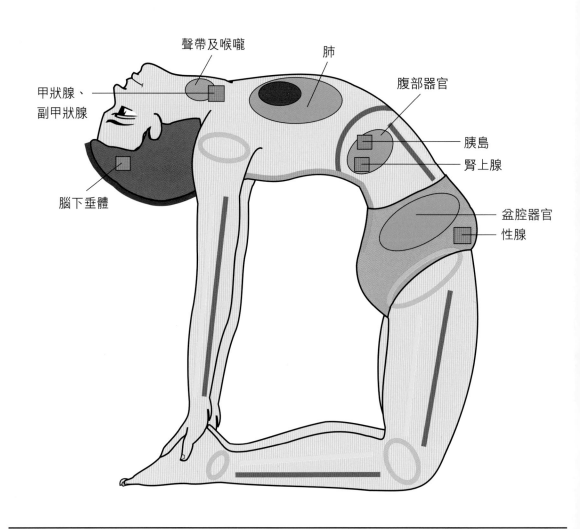

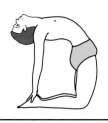

UṢṬRĀSANA

उष्ट्रासन

主要步驟

跪於地面，保持大腿及軀幹直立，雙手置於臀部；

呼氣，背部向後彎；

雙手順着大腿後部向下滑，以加大背部後彎弧度，頭與頸部向後伸展；

呼氣，雙手先後握住後腳跟；

大腿保持豎直，雙手向下按腳跟以增加脊椎彎曲弧度；

保持此姿式，正常呼吸；

將手置於大腿後，順着大腿將手向上滑至臀部，手支撐腰後部幫助頭、頸、軀幹及脊椎直起呈一線，恢復至起始姿式；

曲膝，坐立呈英雄式(見第25頁)；

上身向前，將前額放鬆於地面，休息呈俯臥英雄式(見第27頁)。

益處

強健整個脊椎。

擴健前胸，擴展肺部。

強健聲帶、心臟、頸部肌肉。

強健腹部及盆腔器官。

刺激內分泌腺。

強健肩及臀關節。

減少大腿脂肪。

療效

頸椎、胸椎、腰椎發炎。

呼吸系統失調：哮喘、支氣管炎、肺氣腫。

聲帶失調。

腸胃系統：消化不良、便秘、結腸炎、肝及膽囊失調。

泌尿生殖系統失調：腎、膀胱、子宮、睪丸及前列腺。

甲狀腺及副甲狀腺失調。

糖尿病。

肩、臀部關節僵硬。

大腿肥胖。

背後彎動作

弓 式
Bow Pose

背後彎動作

治療位置及強度

脊椎　器官　關節　內分泌腺　肌肉

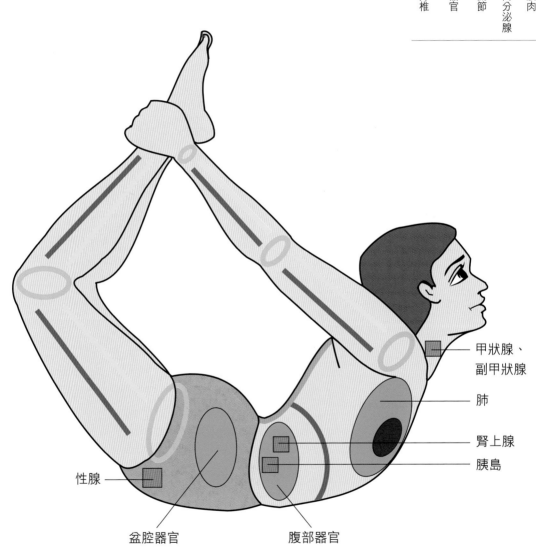

甲狀腺、副甲狀腺

肺

腎上腺

胰島

性腺

盆腔器官

腹部器官

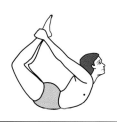

DHANURĀSANA
धनुरासन

主要步驟

俯臥於地面，前額放鬆於地面，雙臂置於大腿兩側，雙腳略微分開；

曲膝，向後伸展雙臂，雙手握住踝關節；

呼氣，雙臂與小腿相拉，同時抬起雙膝及前胸；

雙腳向上伸展，頭部盡量向後伸展，使大腿及前胸分別繼續向上、向前伸展；

踝、膝及大腿呈弓狀；

保持上述姿式，正常呼吸；

呼氣，恢復至起始姿式。

益處

加強脊椎的彈性及靈活度。

按摩腹部及盆腔器官。

擴展前胸及肺部。

強健心臟、腎上腺、胰島及性腺。

強健手、腳。

鬆弛手、腳關節。

減少腰、大腿、手臂脂肪。

強健頸部。

療效

背痛及輕微椎間盤問題。

頸椎、胸椎、腰椎軟弱。

肝、脾及腸等腸胃系統不適。

呼吸系統不適：慢性支氣管炎及哮喘。

泌尿系統不適：腎、膀胱、子宮、性腺及前列腺。

糖尿病、哮喘及性器官失調。

手、腳無力。

腰、大腿、手臂肥胖。

背後彎動作

反弓式

Upward Bow Pose

背後彎動作

難度 ★ ★ ★

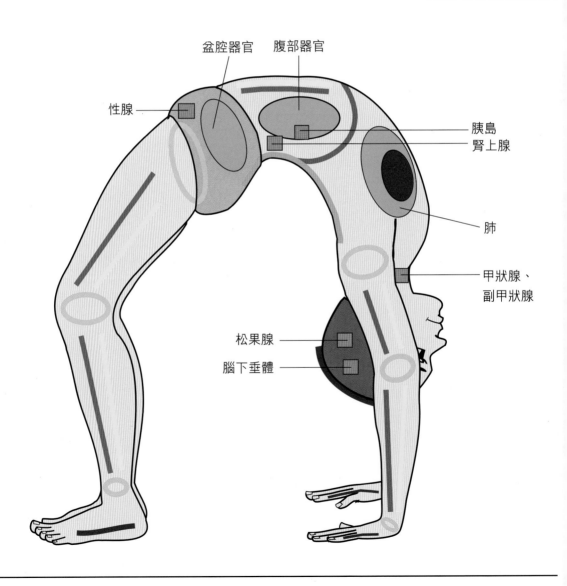

盆腔器官　腹部器官

性腺

胰島

腎上腺

肺

甲狀腺、
副甲狀腺

松果腺

腦下垂體

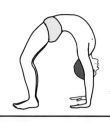

ŪRDHVA DHANURĀSANA

ऊर्ध्व धनुरासन

主要步驟

仰臥，兩腳分開約6英寸；

曲膝，將雙腳置於近大腿處；

曲肘，手臂過頭，手掌置於肩部附近地面，手指指向腳部；

呼氣，手、腳用力推向地面，肘與膝部半彎，抬起軀幹和前胸；

頭頂置於地面，伸展頸部；

呼氣，伸直雙臂，頭部抬離地面，使軀幹進一步抬高，盡量將大腿及腹部推向高處；

雙手及雙腳堅實地支撐於地面；

保持上述姿式，正常呼吸；

呼氣，慢慢將身體放下，恢復至起始姿式，正常呼吸。

益處

強健整個脊椎。

強健心臟及腹部器官。

強健所有關節。

伸展及強健前腹肌肉、手、腳及背部。

擴展胸部及肺部。

強健內分泌腺。

減少腹部及前臂、小腿脂肪。

療效

關節軟弱、背痛、早期椎間盤問題、坐骨神經痛。

肝、胰、脾、胃及膽囊等腸胃系統不適。

肌肉及手腳關節無力。

呼吸系統疾病：哮喘及支氣管炎。

內分泌系統失調：糖尿病、甲狀腺及性器官失調。

泌尿生殖系統失調：腎、膀胱、子宮及前列腺失調。

肥胖症。

背後彎動作

鴿子式 I

Pigeon Pose I

背後彎動作

難度 ★ ★ ★

治療位置及強度

脊椎　器官　內分泌腺　關節　肌肉

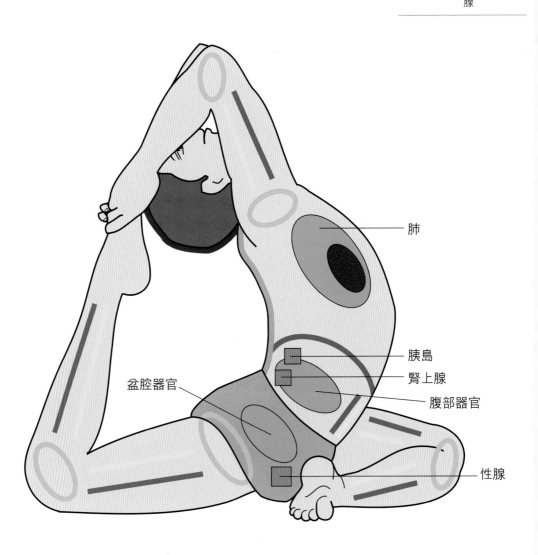

肺

胰島

腎上腺

腹部器官

盆腔器官

性腺

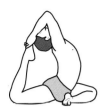

EKA PĀDA RĀJAKAPOTĀSANA-I
एक पाद राजकपोतासन

主要步驟

坐立，雙腳前伸；

於地面平衡曲左膝，左腳跟置於右大腿根；

右腿向後伸直，腳趾伸向後；

雙手置於腰部，頭向後仰；

雙手支撐地面，曲右膝，盡量使右腳近於頭部；

呼氣，先後將雙手臂彎過頭頂向後握住右腳；

保持上述姿式，正常呼吸；

呼氣，按上述相反順序恢復至起始姿式；

重覆上述步驟做另外一側。

益處

恢復下半部脊椎活力。

擴展胸部及肺部。

強健聲帶。

強健內分泌腺、腹部及盆腔器官。

強健所有關節。

強健頸、肩、大腿根及大腿部位。

療效

脊椎軟弱及腰椎痛。

腸胃及盆腔器官不適。

哮喘及支氣管炎。

聲帶失調。

甲狀腺及副甲狀腺失調。

糖尿病及性器官失調。

關節炎。

頸、肩、大腿軟弱。

腹部及大腿肥胖。

背後彎動作

聖人巴拉達式 I

Bharadvaj's Pose I

扭轉動作

治療位置及強度

脊椎　器官　關節　內分泌腺　脂肪

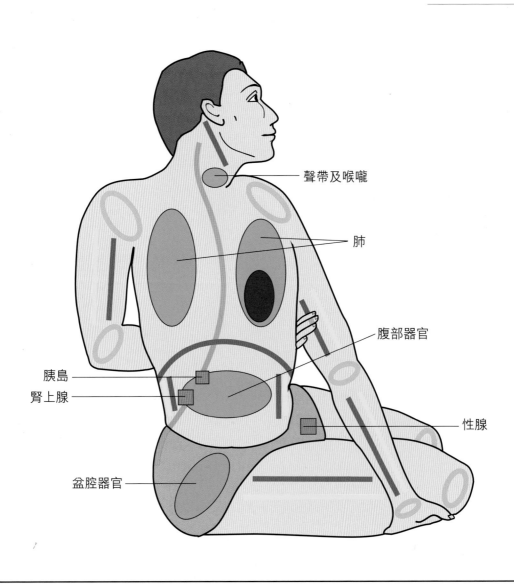

聲帶及喉嚨

肺

腹部器官

胰島

腎上腺

性腺

盆腔器官

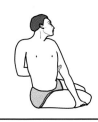

BHĀRADVĀJĀSANA-I

भारद्वाजासन

主要步驟

坐立，雙腿前伸，背部挺直；

曲雙膝，將雙膝向右平放，雙腳向左平放，舉起左臂；

呼氣，上身轉向右，放下左臂，將左手推進右大腿下，手掌向下；

右手繞向身後，從後面握住左臂；

雙眼凝視左肩上方；

保持上述姿式，正常呼吸；

按上述相反順序恢復至起始姿式；

重覆上述步驟做另外一側。

益處

強健整個脊椎。

按摩腹部器官，特別是腎臟。

擴展胸部及肺部。

按摩內分泌腺：腎上腺、胰腺及性腺。

收腰。

強健頸部肌肉、聲帶及心臟。

療效

腰部疼痛及軟弱。

泌尿生殖系統不適：卵巢、睪丸、前列腺、膀胱及腎。

腸胃系統不適：肝、脾、腸及胰臟。

呼吸系統不適：慢性支氣管炎、哮喘及支氣管炎。

關節炎。

糖尿病。

肥胖症。

聲帶不適。

聖人瑪瑞士式 I

Sage Marich's Pose I

扭轉動作

治療位置及強度

關節　脊椎　器官　脂肪　神經系統及大腦

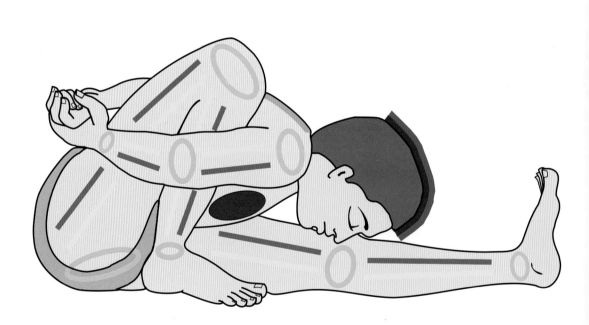

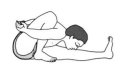

MARĪCYĀSANA-I
मरीच्यासन

主要步驟

坐立，雙腿前伸，背部挺直；

垂直於地面曲右膝，右腳跟近右大腿；

右手握住左腳姆趾，上身轉向左；

左手繞過後背，右手繞過右小腿於背後握住左手；

將上身轉向前與左大腿呈一線，上身向前傾使下鄂接近左大腿；

保持上述姿式，正常呼吸；

吸氣，按上述相反順序恢復至起始姿式；

重覆上述步驟做另一側。

益處

放鬆所有關節。

減除脊椎僵硬。

強健、按摩腹部器官及內分泌腺。

減少大腿、腹部脂肪。

減少身體及精神壓力。

療效

關節炎。

脊椎僵硬。

腸胃系統不適：胃、腸、肝、脾及胰。

腹部及大腿肥胖。

身體及精神疲勞。

糖尿病。

聖人瑪辛德瑞式 I

Lord Matsyendra's Pose I

扭轉動作

難度 ★ ★ ★

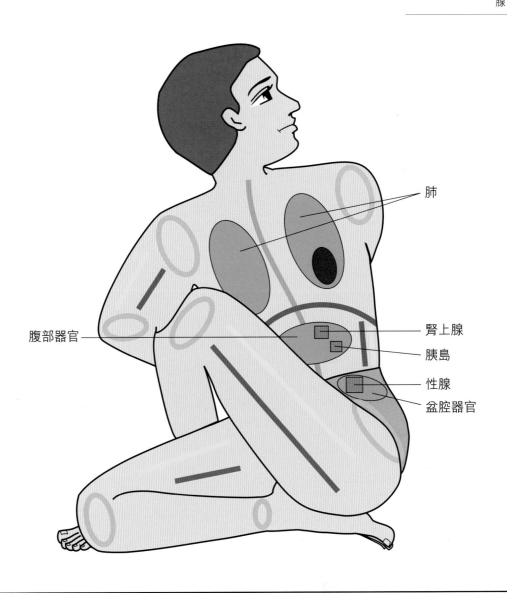

肺

腹部器官

腎上腺

胰島

性腺

盆腔器官

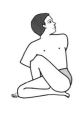

ARDHA MATSYENDRĀSANA-I
अर्ध मत्स्येन्द्रासन

主要步驟

坐立，雙腿前伸；
於地面曲右膝，抬起臀部，將右腳橫放於臀下，然後坐在右腳上；
垂直於地面，曲左膝，置左腳於右大腿外側，左小腿與地面垂直；
呼氣，上身向左轉90°，將右腋置於左膝上；
呼氣，將右臂繞過左膝伸向身後；
呼氣，將左臂繞向身後，左手握住右手；
頭轉向左或右，凝視眉心或肩上方；
保持上述姿式，正常呼吸；
呼氣，按上述相反步驟恢復至起始姿式；
重覆上述步驟做另一側。

益處

強健整個脊椎。
按摩腹部及盆腔器官，特別是腎臟。
放鬆所有關節。
強健性腺及腎上腺。
減少大腿、手臂、腰部脂肪。

療效

脊椎鬆軟、背痛。
泌尿生殖系統不適：腎、膀胱、子宮、卵巢、睪丸及前列腺。
腸胃系統不適：肝、脾及胰。
關節炎。
大腿、手臂及腰部肥胖。

頭膝式

Head Knee Pose

前彎動作

治療位置及強度

脊椎　器官　內分泌腺　神經系統及大腦　關節

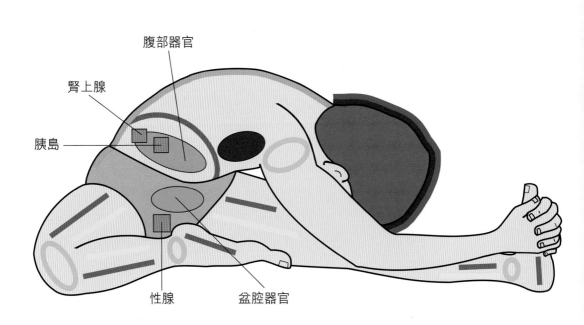

腹部器官

腎上腺

胰島

性腺　　盆腔器官

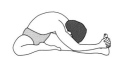

JĀNU ŚĪRṢĀSANA

जानु शीर्षासन

主要步驟

坐立，雙腿前伸，背部保持豎直；
曲右膝，將右膝向右張開，右腳掌與左大腿內側相接觸，盡量將右腳置於近左大腿內側腿根處；
盡量將右膝向後，使兩大腿呈鈍角；
上身轉向左，背部保持豎直，軀幹與左腳呈一線；
吸氣，舉起雙臂；
呼氣，上身前傾，手臂前伸握住左腳兩側；
肘關節彎向兩側，使上身繼續向前伸展；
將頭部放鬆於左腿上，前胸伸展於左大腿上；
保持上述姿式，正常呼吸；
吸氣，按上述相反順序恢復至起始姿式；
重覆上述步驟做另一側。

益處

強健整個脊椎。
強健腹部器官。
減除前列腺、性腺及盆腔器官充血。
有助血液循環至腦下垂體、松果腺、甲狀腺及副甲狀腺。
強健腎上腺及胰腺。
舒緩神經及情緒。
減少壓力。
放鬆手腳關節。
收腰。

療效

脊椎僵硬。
消化不良及便秘。
肝、脾、腎失調。
月經及性器官失調。
將頭放鬆於支撐物上，有助治療壓力引起的疾病：精神緊張、胃潰瘍、結腸炎、哮喘及糖尿病。
精神及身體疲乏。
關節炎。
腰粗。

後背伸展式
Back Spine Stretching Pose

前彎動作

治療位置及強度

脊椎　器官　內分泌腺　神經系統及大腦　心臟動脈系統

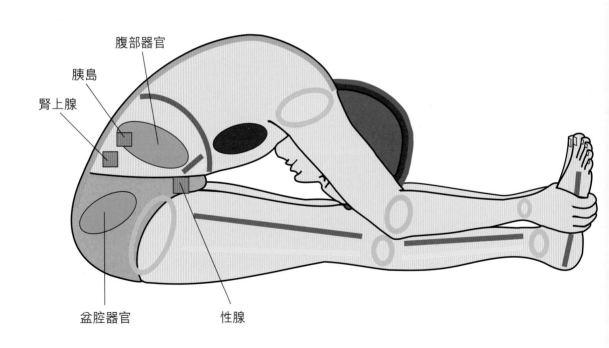

腹部器官

胰島

腎上腺

盆腔器官

性腺

90

PAŚCIMOTTĀNĀSANA

पश्चिमोत्तानासन

主要步驟

坐立，雙腿前伸，背部保持豎直；

呼氣，上身前傾，雙臂前伸握住腳趾；

呼氣，肘關節彎向兩側使上身繼續向前伸展；

從脊椎末端(與臀部相接處)繼續向前、向下伸展軀幹，將頭部放鬆於腿上，

若頭部無法放鬆於腿上，可放鬆於支撐物上；

雙手握住腳趾，或腳外側；

保持上述姿式，正常呼吸；

吸氣，按上述相反順序恢復至起始姿式。

益處

強健整個脊椎。

按摩腹部及盆腔器官。

改善消化功能。

強健內分泌腺：腎上腺、胰腺及性腺。

減除精神及身體疲勞。

加強血液循環至頭及頸部。

放鬆所有關節。

療效

背痛及關節炎。

消化不良及便秘。

糖尿病、哮喘及性腺失調。

月經失調。

將頭放鬆於支撐物上，有助治療壓力引起的疾病：哮喘、糖尿病、胃潰瘍、結腸炎。

精神及身體疲勞。

瑜伽之印

Yoga Seal

前彎動作

難度 ★ ★ ★

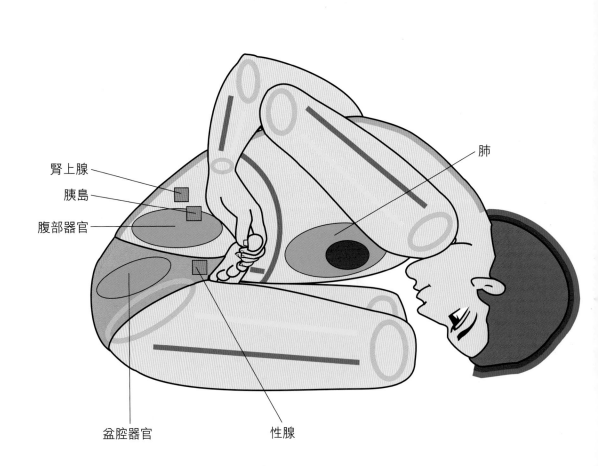

腎上腺

胰島

腹部器官

肺

盆腔器官

性腺

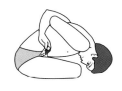

YOGA MUDRĀ

योग मुद्रा

主要步驟

坐立呈蓮花式 (見第29頁)；

雙臂從背後交叉繞過，使手握住同側腳的大腳趾；

呼氣，上身向前、向下彎，背部呈拱形；

慢慢將頭垂向地面；

保持上述姿式，正常呼吸；

吸氣，恢復至起始姿式；

另一條腿在上，重覆上述步驟。

益處

強健脊椎。

按摩腹部器官。

強健盆腔器官：膀胱、結腸、直腸、前列腺及子宮。

按摩內分泌腺：胰腺、腎上腺及性腺。

加強血液循環至頭及頸部。

放鬆踝、膝、臀及肩關節。

減少精神壓力。

療效

脊椎僵硬。

腸胃系統不適：消化不良、直腸炎及便秘。

肝、脾不適。

泌尿生殖系統不適：膀胱、卵巢、前列腺、糖尿病及哮喘。

月經失調。

一般疲勞無力。

將頭放鬆於支撐物上，有助治療精神壓力及緊張。

屍體式

Corpse Pose

治療位置及強度

神經系統及大腦　心臟動脈系統　肌肉　脊椎

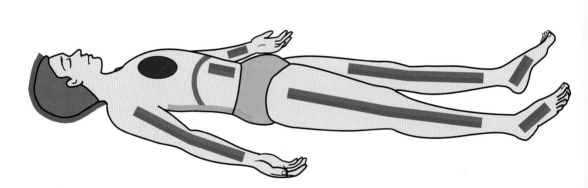

ŚAVĀSANA

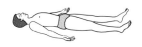

शवासन

屍體式

主要步驟

仰臥於地面，前額中心、下鄂、胸骨、臍部及下身呈一線；

雙手於身體兩側，略微與身體保持一點距離，手掌向上；

兩腳跟分開約1英尺，腳趾向外側放鬆；

閉眼，有意識地讓思想經過身體每一部分，並放鬆每一經過的部分，包括思想本身；

注意正常呼吸的頻率；

呼吸應均勻、輕柔、自然；

保持思想放鬆，關注呼吸，但不干涉呼吸；

隨着呼吸，將注意力下移至心臟；

在做此動作時，不應睡覺，在放鬆身體與思想的同時，將意識集中於呼吸的過程；

慢慢地將意識帶回整個身體，使身體漸漸甦醒，慢慢地張開眼睛。

益處

減少身體、思想、情緒的各種壓力、緊張及疲勞。

使全身放鬆。

舒緩神經及情緒。

降低新陳代謝率、脈搏及血壓。

療效

精神和身體疲勞、緊張。

失眠、焦慮、恐懼症。

由壓力引起的疾病：哮喘、糖尿病、胃潰瘍、結腸炎及心絞痛。

高血壓、心跳過速及甲狀腺功能症。

肺腔呼吸
Victorious Breath

呼吸練習

難度

器官　心臟動脈系　神經系統及大腦　脊椎　關節

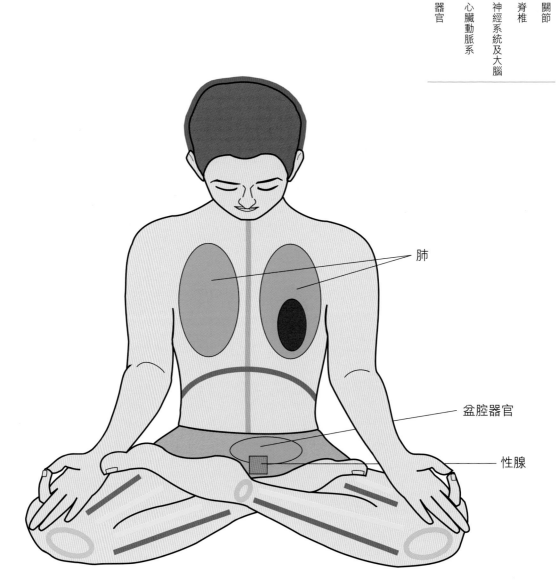

肺

盆腔器官

性腺

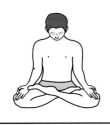

UJJĀYĪ PRĀNAYĀMA

उज्जायी प्राणायाम

主要步驟

坐立呈蓮花式 (見第29頁)，手放鬆於大腿上，食指與姆指相觸呈環狀；

背部保持直立，垂直於地面；

頭下垂，放鬆於鎖骨間V字口處；

在瑜伽老師的指導下進行肺腔呼吸 (若有心臟呼吸道不適，不宜屏住呼吸)。

益處

增加血脈中的氧氣成分。

增強循環及呼吸系統功能。

改善所有器官系統的功能。

擴展胸部，增加肺活量。

舒緩神經系統及情緒。

撫慰性腺。

強健脊椎。

其他與蓮花式相同的益處 (見第29頁)。

療效

呼吸及心臟疾病 (不應屏住呼吸)。

慢性咳嗽及感冒。

鼻、胸部敏感。

哮喘。

精神及身體疲勞。

有需要強健的脊椎。

呼吸練習

鼻腔互換式呼吸

Alternate Nasal Breathing

呼吸練習 難度 ★ ★ ☆

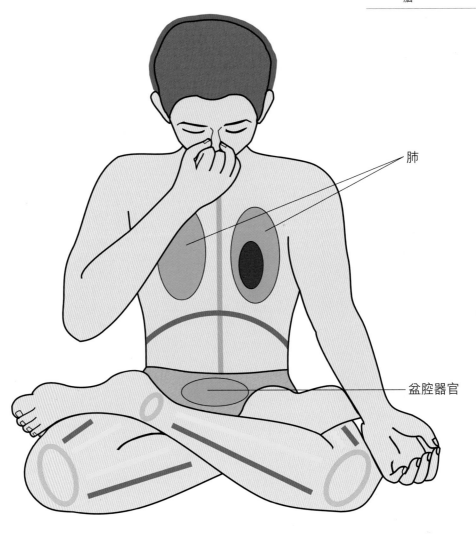

肺

盆腔器官

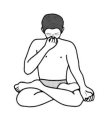

NĀDĪ ŚODHANA PRĀṆĀYĀMA

नाडी शोधन प्राणायाम

主要步驟

坐立呈蓮花式(見第29頁);

用右手手指與姆指於鼻兩側微力夾住鼻腔下側,從而控制空氣進出鼻腔;

放鬆姆指將控制右鼻腔空氣進出,放鬆無名指及小姆指將控制左鼻腔空氣進出,食指與中指自然彎在手掌中;

頭向下垂;

按瑜伽老師的指導,進行鼻腔互換式呼吸;

先用左鼻腔吸氣,右鼻腔呼氣,再用右鼻腔吸氣,左鼻腔呼氣,此為一循環;

注意:眼、耳、心臟、肺及大腦有病患者不宜屏氣。

益處

增加血脈中的氧氣成分。

增強所有器官、系統功能。

平衡神經系統。

平靜神經及情緒。

減少壓力。

增強抵抗力。

平穩心脈系統。

療效

呼吸系統疾病:哮喘、支氣管炎、呼吸道感染、慢性咳嗽、感冒(不宜屏住呼吸)。

與壓力相關的疾病:胃炎、胃潰瘍、糖尿病及結腸炎。

身體及精神疲乏。

心臟病症;心絞痛,心率不齊、緊張(不宜屏住呼吸)。

各種疾病的恢復期間。

失眠、記憶力差、注意力不集中(不宜屏住呼吸)。

呼吸練習

感官印

Six-faced Gesture

關閉感官

難度 ★ ★

治療位置及強度

神經系統及大腦　心臟動脈系統　內分泌腺　器官　關節

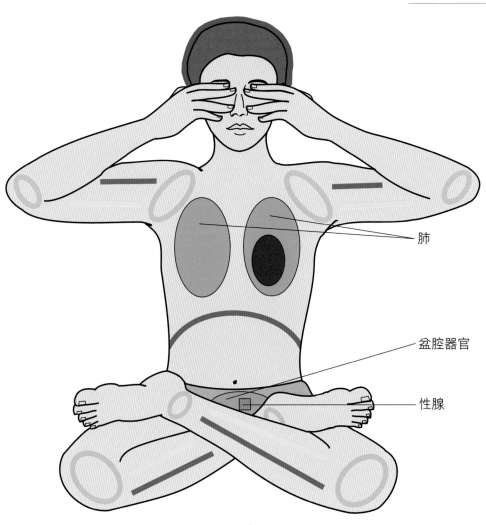

肺

盆腔器官

性腺

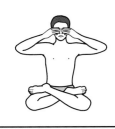

SAṆMUKHĪ MUDRĀ

षण्मुखी मुद्रा

主要步驟

坐立呈蓮花式（見第29頁）；

曲前臂並抬至與肩相平，姆指輕按外耳根以關閉外耳道；

眼睛向上望，閉眼，食指與中指輕按眼皮；

無名指輕放於鼻腔兩側；

尾指置於上唇，感覺鼻腔的呼吸；

均勻、輕柔、自然的呼吸；

恢復至起始姿式，慢慢張開雙眼。

益處

穩定情緒。

舒緩神經系統。

降低血壓。

撫慰性腺。

促進血液循環至盆腔器官。

放鬆手、腳關節。

增強臂力。

療效

焦慮、情緒緊張、失眠。

緊張不安。

高血壓。

頭痛、眼痛、耳鳴。

泌尿生殖系統不適：膀胱、子宮、前列腺。

下肢關節僵硬。

性器官失調。

關閉感官

靜　坐

Meditation

冥想

治療位置及強度

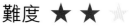

神經系統及大腦　心臟動脈系統　脊椎　器官　關節

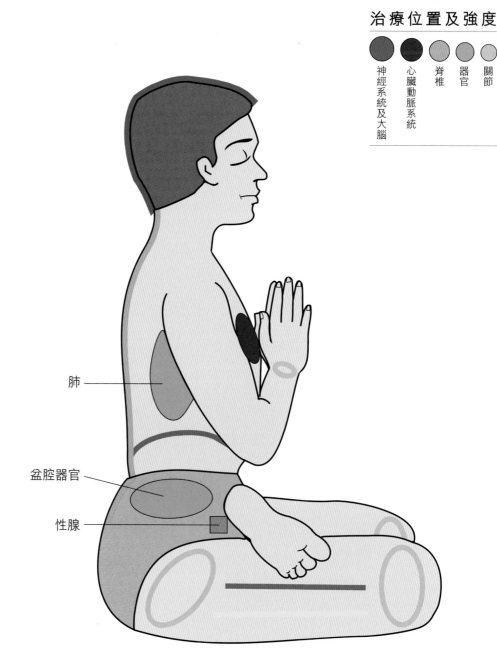

肺

盆腔器官

性腺

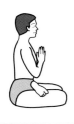

DHYĀNA

ध्यान

<table>
<tr>
<td>主
要
步
驟</td>
<td>坐立呈蓮花式 (見第29頁)；
雙掌合於胸前呈祈禱式或雙手置於膝上，姆指與食指呈環狀；
按瑜伽老師的指導進行冥想 (靜坐)。</td>
</tr>
<tr>
<td>益

處</td>
<td>平靜思想。
增強頭腦清晰度及敏感度。
平穩神經系統及心靜脈系統。
降低血壓及脈搏。
降低新陳代謝率。
撫慰性腺。</td>
</tr>
<tr>
<td>療

效</td>
<td>精神壓力。
高血壓。
甲狀腺亢進。
記憶力及集中力差。
失眠。
脊椎僵硬。
胃潰瘍。</td>
</tr>
</table>

冥想

推薦書目

Light on Yoga, B.K.S. Iyengar. Allen and Unwin, 1966.

Light on Prānāyāma, B.K.S. Iyengar. Allen and Unwin, 1981.

Yoga A Gem for Women, Geeta S. Iyengar. Allied Publishers Private Ltd. 1983.

The Art of Yoga, B.K.S. Iyengar. Allen and Unwin, 1985.

The Tree of Yoga, B.K.S. Iyengar. Shambhala Publications, Inc. 1988.

Light on the Yoga Sutras of Patanjali, B.K.S. Iyengar. The Aquarian Press. 1993.